Goldmann MEDIZIN

Band 9010

Nancy Phelan / Michael Volin · Yoga für Frauen

Das Interesse für Yoga nimmt Jahr um Jahr immer mehr zu. Warum? Die Nervenanspannung und berufliche Belastung im Alltag beeinträchtigen heute das Wohlbefinden vieler Frauen. Kreislaufstörungen, Angstzustände, Schlaflosigkeit, nervöse Reizbarkeit und Gewichtszunahme gehören zu den verbreitetsten Übeln. Dennoch soll jede Frau eine attraktive, anmutige Erscheinung und ein ausgeglichenes Wesen besitzen, um dem Wunschbild des Mannes zu entsprechen und Erfolg im Berufsleben zu haben. Zwar kennt die moderne Frau eine Reihe von Körperpflegemitteln und Diätkuren. Die praktische Anwendung der Yoga-Lehre führt jedoch am leichtesten und sichersten zu dem ersehnten Ziel jeder natürlichen Frau: aus der Nervosität und Hast des Alltags zu jugendlicher Spannkraft und bleibender Anmut des Körpers zu gelangen. Die auf jahrhundertelanger Erfahrung beruhenden Körper- und Atemübungen gewähren geistige und seelische Entspannung, erhöhen die Lebensfreude und Vitalität, stärken die Gesundheit und geben natürliche Schönheit.

»Das Besondere dieses Yoga-Buches ›Yoga für Frauen‹ liegt darin, daß es den Autoren ganz praktisch um die Anwendungsmöglichkeit des Yoga für die moderne Frau unserer Lebenssphäre geht. Verständlich im Text, klar in den Abbildungen, ist dieser Yoga-Lehrgang speziell auf die Veranlagung und Bedürfnisse der Frau zugeschnitten.«

Westdeutsche Rundschau

Und die bekannte Frauenzeitschrift ›Brigitte‹ urteilt:
»Es lohnt sich, das klar und verständlich geschriebene Buch durchzustudieren und danach zu trainieren.«

NANCY PHELAN / MICHAEL VOLIN

Yoga für Frauen

Mit 23 Abbildungen

WILHELM GOLDMANN VERLAG MÜNCHEN

7033 · Made in Germany. 6. Auflage. Genehmigte Taschenbuchausgabe. Die Originalausgabe ist im Albert Müller Verlag, Rüschlikon-Zürich, erschienen. Aus dem Englischen übersetzt von Els Knäple. Deutsche Ausgabe: Albert Müller Verlag AG, Rüschlikon-Zürich, 1964. Gesetzt aus der Linotype-Garamond-Antiqua. Druck: Presse-Druck Augsburg. Verlagsnummer 9010 · Li/Ell
ISBN 3-442-09010-5

INHALT

Anhang

Vorwort

Bei der Abfassung dieses Yoga-Buches für Frauen war es unser Anliegen, vor allem die Bedeutung, die Yoga auch für den Menschen der westlichen Hemisphäre hat, darzutun. Absichtlich wurden dabei Übungen weggelassen, die im Hinblick auf die abendländische Lebensart zu extrem sind. In früheren Zeiten war es im Fernen Osten möglich – und ist es bis zu einem gewissen Grade heute noch –, sich von der Welt völlig abzuschließen, um in Ashrams genannten Gemeinschaftshäusern für Yogis, in den Wäldern oder im Gebirge Körper, Geist und Seele zu entwickeln. Selbstverständlich ist das für den Menschen der westlichen Welt, vor allem für den Stadtbewohner, unmöglich. Sein Leben wird von wirtschaftlichen und gesellschaftlichen Umständen beherrscht; er lebt in einer Wohnung, die ihm alle erwünschten Bequemlichkeiten bietet; er kann es sich nicht leisten, sich in eine Klause oder eine Zelle zurückzuziehen.

Soll oder muß er deshalb auf die vielen Vorzüge, die Yoga bietet, verzichten? Nein! Sehr viele der traditionellen Übungen können überall ausgeführt werden, ohne auch nur im geringsten etwas von ihrem Wert einzubüßen.

Da Yoga besonders den Frauen außergewöhnliche Vorteile bringt, wollen wir hier darüber sprechen. Viele Übungen verschönern das Gesicht, vervollkommnen die Figur, gleichen sie aus, und – ein besonders wichtiger Punkt – sie verzögern das Altern. Wenn wir uns vor allem auf diese Aspekte konzentrieren, wollen wir aber auch berücksichtigen, wie Gesundheit, Kraft, Lebensfreude erhalten, ja verstärkt werden und durch welche Übungen der Geist entwickelt wird.

Fürsorge für die Familie, Überlastung im Haushalt und Beruf, verbunden mit Mangel an Entschlossenheit, führen leider allzuoft dazu, daß Frauen sich gehenlassen. Viele vernachlässigen ihre Erscheinung auch aus Bequemlichkeit, ja Faulheit – und es gibt sogar solche, die dies aus einem falschen »Märtyrertum« ihrer Familie, ihrer Umgebung gegenüber tun.

Mit alledem schaden sich die Frauen. Es gibt so viele Möglichkeiten zur körperlichen und geistigen Vervollkommnung. Von all diesen Möglichkeiten ist Yoga bestimmt die am leichtesten durchführbare, die sicherste und die beste.

Regelmäßig durchgeführte Yoga-Übungen lassen die Frauen besser aussehen, nicht nur dank der Erhaltung oder Verbesserung ihrer Gesundheit, sondern auch, weil sie dadurch ein erhöhtes Lebensinteresse und eine positivere Einstellung zu ihren körperlichen und seelischen Problemen gewinnen. Jeder Yoga-Lehrer macht die Erfahrung, daß seine Schülerinnen ihren Freundeskreis durch die Veränderung ihres einst so verkümmerten, sorgenvollen und alt wirkenden Gesichtsausdrucks in einen lebhaften, jugendlichen, durch Ablegen der früheren Steifheit, durch ihre Ausgeglichenheit und Heiterkeit überraschen. Manchmal geht die Änderung nur allmählich vor sich, oft aber auch erstaunlich schnell. Die Schülerinnen sehen *plötzlich* um Jahre jünger aus; man kann geradezu von einer Verjüngungskur sprechen. Ob aber schnell oder nur nach und nach: jede Frau, gleich welchen Alters, wird feststellen, daß sie durch Yoga mehr Lebensfreude gewinnt.

Das bedeutsamste Merkmal liegt in der Kraft, die Lebenseinstellung zu ändern und ein ruhiges, heiteres Aussehen zu gewinnen. So manche Yoga-Schülerin hat schon erklärt, daß eine große innere Ruhe sie befähigt, schwierige Probleme besser zu meistern und sich weniger zu sorgen. Oft hört man sogar: Ich sorge mich überhaupt nicht mehr. Eine solche Veränderung ist zum Teil auf die Anregung der Drüsen und die Beruhigung der Nerven zurückzuführen, aber auch auf die geistige Entwicklung.

Für Leserinnen, die sich mehr in die geistige Seite der Yoga-

Lehre vertiefen wollen, gibt es viele empfehlenswerte Bücher. Aber im allgemeinen wird die Frau durch Yoga nur eine Bereicherung erlangen wollen; dazu braucht sie lediglich eine einfache Anleitung, eine Führung und Ermutigung.

In dem vorliegenden Buch, das eine Gemeinschaftsarbeit darstellt, steckt die Erfahrung von nahezu einem Vierteljahrhundert. In dieser langen Zeit hat Michael Volin Tausende von Schülerinnen aus östlichen und westlichen Ländern Yoga gelehrt, und er hat immer wieder die Möglichkeit gehabt, die Wirkung, die Yoga speziell auf Frauen ausübt, zu beobachten.

Mit zwei Ausnahmen zeigen die in diesem Buch enthaltenen Bilder Körperhaltungen und Übungen, die von Volins Schülerinnen im Alter von sechs bis sechzig Jahren durchgeführt wurden. Keine der Schülerinnen betreibt Berufsakrobatik; die meisten von ihnen sind Mütter – manche sogar Großmütter –, Hausfrauen oder Geschäftsfrauen; andere Schulmädchen. Diese Tatsache beweist, daß Yoga von jeder Frau, gleich welchen Alters, praktiziert werden kann. Alle diese Schülerinnen kamen für weniger als drei Jahre zu uns in die Schule, viele nur für einige Monate.

Zum Schluß sei noch bemerkt, daß der Text viele Wiederholungen aufweist. Sie sind unumgänglich, denn einige Übungen und Stellungen (asanas) werden für verschiedene Zwecke ausgeführt. In jedem Fall wird bei der Stellungsbeschreibung angegeben, was die Übung bezweckt, auch dann, wenn der Hinweis an anderer Stelle schon erfolgt ist. Dadurch soll es den Leserinnen möglich gemacht werden, sofort zu wissen, welchen Nutzen diese oder jene Übung bringt, ohne daß sie jeweils an andern Stellen danach suchen müssen. Die häufige Wiederholung hat aber auch noch den Zweck, den Leserinnen die Wichtigkeit der Yoga-Übungen einzuhämmern, denn nur so werden sie die nötige Hingabe und Ausdauer aufbringen.

Nancy Phelan

ERSTER TEIL

Das Ziel von Yoga

I Einführung in Yoga

Yoga wird oft als Weg zur Entwicklung des Körpers, des Geistes und der Seele beschrieben, denn sein Zweck ist, die Menschen zur höchsten Vollkommenheit zu führen.

Es gibt mehrere Yoga-Wege: den Weg der selbstlosen Arbeit – den Weg der selbstlosen Liebe – den Weg der Erkenntnis – den Weg der vollkommenen Beherrschung usw. Aber alle haben dasselbe Ziel, und alle beginnen mit Hatha-Yoga: dem Weg zur vollkommenen Gesundheit.

Dieses Buch behandelt vor allem Hatha-Yoga: die älteste Körperpflege der Welt. Der Name Hatha setzt sich aus zwei Sanskrit-Wörtern zusammen: ha = Sonne, tha = Mond. Die traditionelle Interpretation von Hatha besagt, daß der Teil des Atems, der durch das rechte Nasenloch geht, von der Sonne kontrolliert wird, der durch das linke vom Mond (Ha = positiv, tha = negativ). Yoga bedeutet im weiten Sinne Verknüpfung oder Vereinigung des Menschen mit Gott oder dem Universum. Hier aber bedeutet Yoga: Vereinigung der beiden von Sonne und Mond kontrollierten Atemströme.

Folglich ist das Atmen die Basis für Hatha-Yoga. Eine genaue Kontrolle des Atems ist also notwendig für die Entwicklung, und deshalb werden die Übungen und Stellungen (asanas) in Verbindung mit Tiefatmung durchgeführt. Konzentration ist ebenso wesentlich, und das Training umfaßt auch die Entwicklung einer konstruktiven Geisteskraft.

Die Yogis sagen, daß die Luft, die wir atmen, Prana (= Lebenskraft oder Energie) ist. Diese Kraft, dieses Etwas, das man mit den Vitaminen, den Wirkstoffen unserer Nahrung, vergleichen kann, ist weder zu sehen noch mit wissenschaftlichen Instrumenten zu messen; aber seit uralten Zeiten lehrt der Ferne Osten, daß durch Aufnahme von Prana das Leben beherrscht wird. Und viel Prana nehmen wir durch kontrolliertes Atmen auf!

Neben der Beherrschung der Atmung führt Yoga zur Biegsamkeit des Rückgrats und der Gelenke, zur Anregung der Drüsen, zur Entspannung der Nervenzentren, zur Verbesserung der Verdauung und der Körperkraft. Das alles wird durch eine Gruppe von Übungen und Stellungen – es gibt deren vierundachtzig – erreicht. Für jeden Teil des Körpers gibt es eine Übung. Schülerinnen, die regelmäßig, das heißt täglich, einen größeren Teil der Übungen ausführen, werden in bezug auf Gesundheit, Lebenskraft und Aussehen gewinnen und diesen Gewinn auf Jahre hinaus erhalten. In Indien – dem Heimatland des Yoga – sagt man, daß jede beherrschte Übung eine Neugeburt ist und daß sich nach neun Monaten ernsthafter Übung der Körper völlig erneuert.

Obwohl Hatha-Yoga also den Weg zur vollkommenen Gesundheit darstellt, beschränkt er sich nicht ausschließlich auf den Körper; Geist und Seele werden ebenfalls erfaßt. Eines echten Yogi Ziel ist die geistige Vervollkommnung. Der Körper ist für ihn der Tempel seines geistigen Lebens, und seine Pflicht sieht er darin, diesen Tempel zu verschönern, ihn gesund und rein zu erhalten. Ungleich dem mittelalterlichen Religionslehrer des Westens, der der Kasteiung des Fleisches das Wort sprach, ist der Yogi der Meinung, daß sich der Geist nur in einem vollkommenen und gesunden Körper entwickeln und frei machen kann.

Das letzte Ziel von Yoga ist die Freiheit des Geistes, die Vereinigung des Geistes mit dem All. Im Westen betreiben nur wenige Menschen Yoga zu diesem Zweck. Die meisten sind zufrieden, wenn sie darin nicht nur einen Weg zur Entwicklung und Anregung der Körperfunktionen finden, sondern vor allem eine Methode, um möglichst lange jung zu bleiben und das Leben zu verlängern, wobei sie vielleicht noch durch Meditation und Körperübungen Geist und Seele entwickeln.

Es gibt einige im Westen wenig bekannte Übungen, die besonders das Altern verzögern. Ein Teil davon ist rein körperlicher Natur; andere sind geistiger Art, weil sie die Willenskraft, das Vorstellungsvermögen und die Selbstbeeinflussung einschließen, ja sogar eine Spur von Magie. Sie werden vor allem in Ashrams (Yoga-Schulen, Gemeinschaftshäusern) und in Klöstern in Tibet, Indien und China praktiziert mit dem Ergebnis, daß die Adepten (Eingeweihten) ein phantastisches Alter erreichen und dabei die Jugend bewahren. Immer wieder war die Welt fasziniert, wenn sie von solchen Weisen hörte, so von Babaji, dem Yoga-Heiligen, der ein Jahrhundert lang im Himalaja lebte, unverwüstlich jung und schön blieb.

Der Ursprung dieser Übungen ist so alt und fern, daß er von Geheimnissen umhüllt ist. Eine chinesische Legende besagt, daß sie von einem Weisen stammen, der an den Hof eines Königs gerufen wurde, um dessen Frauen vor dem Altern zu bewahren. Er war von ihrer Grazie und Schönheit, die ja dem Alter so sehr unterliegen, so bewegt, daß er sich von der Welt zurückzog und während drei Tagen in Meditation darüber versank, wie er ihnen die Lieblichkeit und die Jugend erhalten könne.

Andere Legenden gehen davon aus, daß weise Männer, bekümmert über die kurze Lebensdauer des Menschen, einen Weg suchten, ihren Gesundheitszustand zu verbessern und ihr Leben zu verlängern. Aber des Yogi einzige Absicht bei dem Bestreben, das Leben zu verlängern und den Körper zu kräftigen, liegt darin, Zeit zu gewinnen, um seinen Geist zur Vollkommenheit zu entwickeln. Es ist eine betrübliche Tatsache, daß der Durchschnittsmensch erst anfängt, Weisheit zu erlangen, wenn sein Körper bereits zu verfallen beginnt. Durch Yoga wird der Körper veranlaßt, auf den nur langsam reifenden Geist zu warten, so daß beide die höchste Kraft miteinander erreichen. Dann kann sich der Mensch eines reifen Geistes und eines jungen, gesunden Körpers erfreuen.

Was Yoga den Frauen im Abendland bieten kann

Es ist eine bemerkenswerte Tatsache, daß eine Reihe von Körperübungen, vor Tausenden von Jahren von Weisen im Fernen Osten entwickelt, jetzt auch von den Frauen in den modernen Städten des Westens praktiziert werden. Noch vor wenigen Jahren haben diese Frauen dem Thema Yoga mit sprachlosem Erstaunen gegenübergestanden, ja es mit Mißtrauen, mit Angst betrachtet, es sogar als lächerlichen Unsinn angesehen. Die Yogis waren dem Spott ausgeliefert; sie galten als schmutzige, fanatische Inder, die auf Nägeln oder Scherbenhaufen schliefen. Europäische Yoga-Schüler wurden damals mit Kopfschütteln und höhnischem Lächeln bedacht; man bezeichnete sie als Verschrobene und behauptete, daß sie von Gras lebten und Praktiken frönten, die mit schwarzer Magie zu tun hätten.

Jetzt hat das Bild sich grundlegend verändert. Zehntausende haben sich zu Yoga bekehrt. Wenn auch ein Teil davon es nur aus »Mode« tat, so betreiben doch die meisten Yoga ernsthaft und hingebungsvoll, weil sie begriffen haben, daß es sich nicht um einen unheimlichen, gefährlichen orientalischen Kult handelt, daß es vielmehr ein natürliches und gesundes Mittel ist, um die Gesundheit zu erhalten und gutes Aussehen und Lebensfreude zu gewinnen. Zahlreiche Filmstars, Künstler, Mannequins und Persönlichkeiten des öffentlichen Lebens haben als Yoga-Anhänger zu dieser »Bekehrung« beigetragen. Sie erweckten die Aufmerksamkeit eines Publikums, das vorher von Yoga nie gehört hatte.

Was bietet diese alte, fernöstliche Körperpflege der abendländischen Frau? Wie kann sie dem bürgerlichen Leben der Hausfrau, der Künstlerin, der Geschäftsfrau jeden Alters angepaßt werden?

Es gibt zahlreiche Gründe dafür, daß auch die Frauen in den westlichen Ländern Yoga üben, denn generell muß immer wieder darauf hingewiesen werden, daß man durch Yoga Entspannung und Verschönerung erzielt, daß die Körperfunktionen belebt und die Alterungsprozesse aufgeschoben werden. All das hat eine unwiderstehliche Anziehungskraft. Da ungefähr neun von zehn Menschen unter den Anforderungen des modernen Lebens und unserer Gesellschaftsordnung an Überanstrengung, Nervenzerrüttung und ähnlichen Krankheiten leiden, ist die Fähigkeit, zu einer vollkommenen Entspannung und Beruhigung zu kommen, ein wichtiges Aktivum. Und da sich jede Frau Wohlbefinden und eine gute, ausgeglichene Erscheinung wünscht, weil sie hübsch und attraktiv aussehen will, ist das Wissen, wie das zu erreichen ist, von enormer Bedeutung. Ihr Interesse an Yoga kann nicht erlahmen, wenn ihr klar ist, wie sehr sich ihre ganze Persönlichkeit, ja ihr Leben ändert. Schließlich ist es für jede Frau wichtig, Mittel und Wege zu kennen, ihre Vitalität zu erhalten und dem Altwerden – das ja letzten Endes doch einmal kommt – mit Gelassenheit und Charme zu begegnen.

Wie wirkt Yoga?

Wie vollbringt Yoga die angegebenen Resultate? Wie verzögert es den Alterungsprozeß, wie fördert es die Geschmeidigkeit? Auf welche Weise erhöht es die Vitalität und verlängert die schöpferische Kraft?

Die kürzeste Antwort auf diese Frage gibt die Tatsache, daß Yoga ein sorgfältig ausgearbeitetes System zur Körperpflege ist, das auf der genauen Kenntnis des menschlichen Körpers und seiner Funktionen beruht.

Wie bereits ausgeführt, ist das Wichtigste die Kontrolle des Atems, denn über eine Reihe von Übungen wird dem ganzen Körper Prana zugeführt, den endokrinen Drüsen, dem Nervensystem, dem Blutkreislauf, dem Rückgrat, den Gelenken, Muskeln und inneren Organen. Es gibt Übungen für das Gedächtnis, zur Entwicklung der Willenskraft und des Charakters, zur Erhöhung der Konzentration und Vorstellungskraft. Da die Übungen und Stellungen und deren Wirkung im vorliegenden Buch genau beschrieben werden, genügt es hier, zu betonen, daß Frauen, die ihre Vitalität erhöhen, ihren Geist, ihre Schönheit vervollkommnen, ihre Sexualkraft stärken, ihre jugendliche Erscheinung so lange als möglich erhalten wollen, feststellen werden, daß Yoga bei jedem dieser Probleme hilft. Es nimmt dabei nicht etwa für sich in Anspruch, eine Wunderkur zu sein, aber es wirkt vorbeugend; es lehrt uns, die vorhandenen Fähigkeiten zu verbessern und zu erhalten, ehe es zu spät ist. Selbst da, wo schon gewisse Schäden bestehen, erzeugt es auch heilende Wirkung.

Welches Alter?

Eine Frage, die oft gestellt wird, ist: Welches ist das richtige Alter, um mit Yoga zu beginnen? Bin ich nicht schon zu alt? Keiner ist zu alt, keiner zu jung. Mit Yoga kann jederzeit begonnen werden; es entspricht jedem Alter. Für junge Leute und solche mittleren Alters, deren Gesundheit gut ist, steht das ganze Feld offen. Für ältere oder schwache, kränkliche Leute gibt es Übungen, die ohne weiteres ausgeführt werden können, aber es gibt auch solche, die in gewissen Fällen verboten sind. Jeder kann jedoch Atem- und Entspannungsübungen mit Vorteil durchführen; obwohl beispielsweise Menschen mit hohem Blutdruck den Kopfstand oder ähnliche Übungen, die das Blut vermehrt ins Gehirn leiten, unterlassen müssen, werden sie trotzdem von Atem-, Entspannungs- und anderen Übungen sehr viel profitieren. Das Unvermögen, schwerere Übungen zu machen, sollte keinen Menschen entmutigen; Yoga ist ja schließlich kein Sport, der zu Wettkämpfen führt. Es ist vielmehr eine individuelle Angelegenheit, und die Schülerinnen erhalten davon, was sie selber dafür einsetzen. Für diese Form der Körperpflege sind Geist und Charakter mindestens so wichtig wie der Körper. Ein Frau von vierzig wird oft weit mehr gewinnen als ein unreifes, junges Mädchen, denn die reife Frau ist geistig besser vorbereitet und deshalb empfänglicher.

Geschlechtsleben und Diät

Es gibt absolut keinen Grund zur Annahme, daß Yoga eine normale Lebensweise zerstört und daß es die Frau in ein asketisches, blutarmes Geschöpf verwandelt. Im Gegenteil: dank der Anregung aller Körperfunktionen werden Ausgeglichenheit, Charme und Lebensfreude erhöht.

Niemand muß Vegetarierin werden oder sich zum Zölibat verpflichten, es sei denn, man will die geistige Vollkommenheit und Erleuchtung anstreben. Für Frauen aber, die Yoga zur Verbesserung und Erhaltung der Gesundheit, Heiterkeit und des allgemeinen Wohlbefindens anstreben, ist nur gesunder Menschenverstand und eine gewisse Mäßigkeit erforderlich. (Diese Themen werden eingehender in den Kapiteln IV und V behandelt.)

Religion

Gelegentlich hört man den Einwand, daß man gerne Yoga ausüben möchte, daß man aber befürchte, mit seiner Religion in Konflikt zu kommen. Eine solche Äußerung beweist eine absolute Unkenntnis der Sache, denn Yoga ist keine Religion. Yoga ist eine Philosophie, die zur höchsten Entwicklung führt. Yoga beeinflußt das religiöse Empfinden der Schülerin nur soweit, als sie es wünscht. Wo Geistigkeit angestrebt wird, erhöht es die Fähigkeit zum religiösen Fühlen und entwickelt und vertieft religiöse Erlebnisse. Man könnte sagen, daß Yoga über der Religion steht, in dem Sinne, daß es nicht an eine Religion gebunden oder durch den Glauben einer Sekte begrenzt ist, daß sein Ziel vielmehr allumfassend ist. In vielen Hatha-Yoga-Schulen finden sich neben Protestanten Katholiken, neben Buddhisten Hindus . . . alle vereint in dem Bestreben, den Weg zur Entwicklung und Erleuchtung zu gehen, jeder seiner eigenen Natur und seinem eigenen Glauben und Vermögen entsprechend.

II Der weibliche Körper

Unser Buch hat nicht den Zweck, ausführlich über den Bau des weiblichen Körpers zu sprechen und auf alle Einzelheiten seiner Funktionen einzugehen. Unsere Aufgabe liegt vielmehr darin, auf jene Merkmale und Funktionen hinzuweisen, welche die Leserinnen kennen müssen, um zu verstehen, wie die Yoga-Übungen und -Stellungen wirken.

Der menschliche Körper besteht aus Zellen, die die Knochen, Muskeln, Nerven, Stütz- und Bindegewebe und die daraus zusammengesetzten Organe bilden. Der Körper wird vom Skelett getragen und nach außen von der Haut geschützt. Zu den Organen gehören: Atmungsorgane, Bewegungsorgane, Drüsen und Fortpflanzungsorgane, Verdauungs- und Ausscheidungsorgane. Mit einer bemerkenswerten Kenntnis der Anatomie und großem Verständnis der Körperfunktionen haben die alten Yogis eine Methode zur Entwicklung all dieser Organe ausgearbeitet, desgleichen der Muskulatur und des Blutkreislaufs, der Wirbelsäule und der Gelenke, des Nervensystems, des Gehirns und selbst des Geistes.

Das Skelett besteht aus über zweihundert Knochen; die hauptsächlichsten sind die des Schädels, des Rückgrats, des Brustkastens, der Rippen, Schultern und Schlüsselbeine, die Hüftknochen, die Knochen der Arme und Hände, Beine und Füße. Die Knochen sind durch Gelenke (bewegliche und unbewegliche) verbunden und werden durch Bänder zusammengehalten.

Die Bewegung der Knochen erfolgt durch die Muskulatur. Es gibt zwei Arten von Muskeln, solche, die willentlich bewegt werden können, und solche, die nicht unserem Willen unterworfen sind. Diese liegen in den inneren Organen und in den Wänden der Blut führenden Venen und Arterien. (Sehr fortgeschrittene Yogis können auch diese Muskeln unter Kontrolle bringen und bewegen.) Die willkürlich beweglichen Muskeln sind paarweise zusammengesetzt, aus einem Beuge- und einem Streckmuskel, so daß sie die entsprechenden Organe zusammenziehen und entspannen können. Im Oberarm beispielsweise zieht sich der Bizeps als Beugemuskel zusammen, hebt also den Unterarm, während der Trizeps den Entspanner bildet, der den Unterarm wieder fallen läßt.

Das Nervensystem und das Hirn können mit einem Telefonapparat verglichen werden, der Anrufe empfängt und Antworten sendet. Die eingehenden Anrufe entsprechen beim Menschen den Eindrücken, die er empfängt; die Antworten, die der Telefonapparat hinausschickt, erzeugen motorische Impulse. Die Eindrücke gelangen über die Sinnesnerven in das Gehirn; die motorischen Impulse setzen die Muskeln in Betrieb. Die Hauptverbindung zwischen Hirn und Körper ist das Rückenmark, das vom Kopf, geschützt durch das von den Rückenwirbeln gebildete Rückgrat, die Wirbelsäule, zum Becken führt und durch Hunderte von Nervenpaaren mit den verschiedenen Organen und Körperteilen verbunden ist. Man ersieht daraus, wie lebenswichtig das Rückenmark ist und warum bestimmte Yoga-Übungen, die die Wurzeln der von ihm ausgehenden Nerven anregen, so bedeutsam sind.

Das Atmungsorgan besteht aus der Luftröhre und der zweiflügeligen Lunge. In der Nasenhöhle beginnend, teilt sich die Luftröhre hinter dem Kehlkopf in zwei Äste, die zu den beiden Lungenflügeln führen. Dort verzweigt sie sich baumartig immer weiter, bis sie in etwa 25 Millionen feinste Röhrchen, die Bronchien, aufgeteilt ist, an deren Enden sich winzige Kämmerchen, die Alveolen, befinden, deren Wände von feinen Blutgefäßen, den Kapillaren, besetzt sind. Die Atmung setzt sich zusammen aus dem Einatmen des vom Körper benötigten Sauerstoffs und dem Ausatmen der verbrauchten, mit Kohlendioxyd angereicherten Luft, die der

Körper ausscheiden muß. Der Sauerstoff geht von der Lunge durch die Kapillaren der Luftkämmerchen in die Arterien des Blutkreislaufs, während das Kohlendioxyd durch die Venen den Lungen zugeführt, hier von den Kapillaren aufgenommen und dann ausgeatmet wird.

Zwei weitere wichtige Bestandteile des Atemsystems sind die Rippen und das Zwerchfell, ein breiter, flacher Muskel, der den Brustkasten vom Unterleib trennt. Die Abwärtsbewegung des Zwerchfells und die Ausdehnung der Rippen verursachen eine partielle Leere in den Lungen und ermöglichen es uns so, durch die Nase Luft einzuziehen und sie durch die Luftröhre in die Lunge zu führen. Die verbrauchte Luft wird auf umgekehrte Weise ausgeatmet, also durch Aufwärtsbewegung des Zwerchfells und Zusammenziehung der Rippen.

Das Verdauungssystem ist der Mechanismus, der den Körper ernährt; es besteht aus dem Verdauungskanal, der Leber und der Bauchspeicheldrüse. Zum Verdauungskanal gehören der Mund, die Speiseröhre, der Magen, der Dünn- und der Dickdarm. Alle diese Organe helfen mit, die Nahrung so zu verarbeiten, daß sie von den Körperzellen resorbiert werden kann. Diesen Prozeß nennt man Verdauung. Die Verdauung beginnt also im Mund, wo die Speisen von den Zähnen zerkaut und von den Speicheldrüsen mit Speichel durchtränkt werden. Die Zunge befördert die Nahrung durch die Speiseröhre in den Magen; von da wird sie, durchsetzt mit Verdauungssäften, durch die Muskeln der Magenwände in den Dünndarm getrieben. Die Säfte der Leber und der Bauchspeicheldrüse bewirken hier eine weitere chemische Bearbeitung, worauf alle leichtverdaulichen Stoffe vom Blutstrom aufgesogen und den Zellen und Geweben zugeführt werden. Der schwerer verdauliche Rest wird im Blinddarm, einem Teil des Dickdarms, einer durch Bakterien bewirkten Gärung unterworfen, so teilweise aufgeschlossen und dann ebenfalls dem Blutstrom zugeführt. Alles, was nicht verdaut werden kann, geht durch den Dickdarm in den Mastdarm und wird von diesem als Kot durch den After ausgeschieden.

Herz, Blut, Arterien und Venen sind Bestandteile des Kreislaufsystems. Auf seinem Weg durch den Körper trägt das Blut auf der Hinreise Nahrung zu den Zellen und nimmt auf der Rückreise Schlacken und Giftstoffe mit. Die Kraft, die diesen endlosen Kreislauf, der erst durch den Tod zum Stillstand kommt, im Gang hält, liefert das Herz, ein Pumpwerk, welches das Blut durch die Arterien zu den verschiedenen Körperteilen und den inneren Organen und zurück durch die Venen treibt. Das Herz ist ein goßes Muskelgebilde, das sich in rascher Folge wechselweise zusammenzieht und ausdehnt. Auf diese Weise wird das Blut durch den Körper getrieben.

Das Blut selbst enthält in einer Lösung verschiedener Salze – der Lymphe – rote und weiße Blutkörperchen. Die roten nehmen in der Lunge Sauerstoff auf und führen ihn den Zellen zu, nehmen dort im Austausch Kohlendioxyd auf und scheiden es in der Lunge aus; die weißen kämpfen gegen gewisse Krankheiten, indem sie schädliche Bakterien vernichten. Die Lymphe nimmt im Darm die verdaute Nahrung auf und gibt sie an die Zellen ab. Die Organe des Ausscheidungssystems sind Nieren und Blase, deren Funktion darin besteht, die flüssigen Abfallstoffe aus dem Blut auszuscheiden. Die Nieren stellen ein feines Filtersystem dar, welches das durchfließende Blut reinigt und den ausgesonderten unreinen Teil der Blase zuführt, die ihn zunächst aufspeichert und dann in Form von Urin ausscheidet.

Die Aufbereitung der Nahrung im Verdauungssystem erfolgt zur Hauptsache durch besondere Organe, die man Drüsen nennt. Neben den Verdauungsdrüsen gibt es noch andere Drüsen, die ihre Produkte ins Blut abgeben: die sogenannten endokrinen Drüsen oder Hormondrüsen. Das System der endokrinen Drüsen hat einen unerhörten Einfluß auf den Körper, da es nicht nur unser Wachstum, also Größe und Form der Gestalt bestimmt, sondern auch unser Temperament, unsere geistige Entwicklung, unsere Energie und unseren Charakter. Das ganze endokrine Drüsensystem ist so miteinander verknüpft, daß das Versagen einer Drüse unter Umständen das Gleichgewicht des ganzen Körperhaushalts beeinflußt, was natürlich zu Krankheit, geistigen oder seelischen Störungen, Depressionen, Mangel an Energie, Gewichtsverlust oder Zunahme führen kann. Die Ursachen liegen in den Hormonen, die von den Drüsen abgesondert werden und ins Blut einströmen.

Die Namen der wichtigsten Hormondrüsen sind: Hirnanhangdrüse (Hypophyse), Zirbeldrüse, Schilddrüse, Nebenschilddrüsen, Nebennierendrüsen, Thymusdrüse, Geschlechtsdrüsen (bei Frauen die Eierstöcke) (s. Figur 1 auf S. 23). Die Hirnanhangdrüse könnte man als Chef des ganzen Drüsensystems bezeichnen und damit indirekt als Beherrscher der Körperentwicklung und des Gesundheitszustands.

Die Schilddrüse und die Nebenschilddrüsen liegen in der Kehle; sie beeinflussen unter anderem die Lebhaftigkeit und das Geschlechtsleben. Eine schlecht arbeitende Schilddrüse verursacht Trägheit, Übergewicht, Apathie, Depression, während Überaktivität der Schilddrüse Ruhelosigkeit, Nervosität und Spannungen mit sich bringt.

Die Thymusdrüse, die unter der Schilddrüse und den Nebenschilddrüsen liegt, beeinflußt das Wachstum und die Entwicklung des Körpers und muß ihre Arbeit vor dem Pubertätsalter vollbringen. Wenn dieses Alter erreicht ist, schrumpft sie zusammen; wenn sie das nicht täte, würde eine normale Weiterentwicklung zum erwachsenen Menschen nicht möglich sein.

Die von den Nebennierendrüsen ausgeschiedenen Hormone beeinflussen die Lebhaftigkeit, die Begeisterungsfähig-

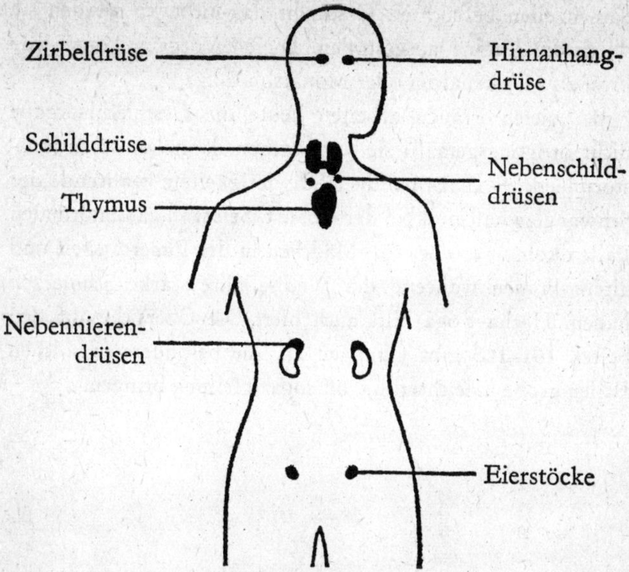

Fig. 1

keit; sie liefern die Triebkraft für einen positiven Gemütszustand.

Bei den Frauen liegen die Fortpflanzungsorgane im Innern des Körpers, im Becken. Sie bestehen aus zwei Eierstöcken und zwei Eileitern, die von den Eierstöcken zur Gebärmutter (Uterus) führen, die in der Mitte liegt und in die Vagina mündet. Die Gebärmutter ist normalerweise ein kleines muskulöses Organ, das sich während der Schwangerschaft stark ausdehnt und während der Geburt das Kind durch Zusammenziehen der Muskelwände ausstößt.

Die Eierstöcke, zwei kleine Drüsen, liegen rechts und links unten in der Bauchhöhle. Sie erzeugen die Eizellen, die zu gewissen Zeiten, wenn sie reif sind, durch die Eileiter zur Gebärmutter wandern. Hier werden sie von den männlichen

Samenzellen befruchtet. Geschieht das nicht, so werden sie durch die Vagina ausgestoßen. Diesen Vorgang kennt jede Frau als Menstruation oder Monatsblutung.

Bei vielen Frauen arbeiten heute die Geschlechtsorgane nicht ordnungsgemäß: sie verursachen dann Menstruationsstörungen, Sexualschwäche, Schwierigkeiten während der Schwangerschaft und bei der Geburt. Selbst in ganz normalen Fällen kommt es vor, daß Mädchen in der Pubertätszeit und ältere Frauen während der Wechseljahre starke Schmerzen haben. Hatha-Yoga hilft auch hier. Die Übersicht auf den Seiten 161–163 gibt Übungen an, die besonders in solchen Fällen große Erleichterung, oft sogar Heilung bringen.

III Aufschub des Alterungsprozesses

Seit Beginn der Geschichte hat der Mensch nach Mitteln gesucht, seine Jugend zu bewahren. In der Vergangenheit forschten Alchimisten nach einem Jugendelixier, und in unserem Zeitalter suchen die Wissenschaftler das gleiche durch Drogen und Hormonextrakte zu erreichen. Von den alten Ägyptern bis zu den modernen Gerontologen hat der Gedanke, Jugend und Schönheit zu erhalten, die Menschheit beschäftigt. Und viele berühmte Dichter, so Goethe und Oscar Wilde, haben dem Ausdruck verliehen.

Mehr noch als die Männer wenden sich die Frauen allem zu, was irgendwie helfen kann, sie vor dem Altern zu beschützen: Schönheitssalons, Massage, Haarfärben, Diät, Hormonspritzen, kosmetische Chirurgie. Frauenschönheit schwindet rascher als die der Männer; die Haut der Frau trocknet schneller aus, ihr Körper verwelkt. Das gilt besonders für das Klimakterium, die Wechseljahre, und oft zerstört auch die Schwangerschaft ihre jugendliche Erscheinung.

Natürlich kann der Mensch dem Alter nicht entgehen; aber er kann es hinausschieben. Yoga ist das einzige natürliche und wirksame Mittel dafür. Zugegeben: bequemer ist es, in einen Schönheitssalon zu gehen, als mit wirklicher Ausdauer Yoga-Übungen durchzuführen. Im Schönheitssalon bedarf es keiner persönlichen Anstrengung; Yoga dagegen verlangt volle Konzentration und Hingabe. Im Schönheitssalon kann man sich sorglos hinlegen und die Arbeit anderen überlassen; Yoga aber verlangt, besonders bei den geistigen Übungen, ausdauernde Arbeit. Dafür aber ist die Wirkung unvergleichlich stärker. Künstliche Mittel sind nur vorübergehend wirksam. Im Kosmetiksalon kann man nämlich das Blut nicht in das verwelkende Gewebe zurückfließen lassen und ebensowenig schlaffe Muskeln auf die Dauer wieder hart machen, wie Yoga-Übungen das tun.

Wir haben schon von den legendären Weisen im Fernen Osten gesprochen, die ihre jugendliche Erscheinung in ein phantastisches Alter hinein bewahrt haben. Aber auch außerhalb von Ashrams und Klöstern gibt es außerordentliche Fälle vom Sieg über das Alter. Einer von Michael Volins Lehrern in China, ein tibetanisch-chinesischer Yogi namens Hoo Pei, war seiner Atemtechnik wegen berühmt, die ihn in den hohen Siebzigern nicht älter als vierzig erscheinen ließ. Ein uns näherliegendes Beispiel mag hier erwähnt sein: Eine Arztfrau in London hat sich durch eine Reihe bestimmter Übungen und Selbstbeeinflussung weit über ihre Fünfzigerjahre hinaus eine sehr jugendliche und schöne Erscheinung erhalten.

Die europäischen Frauen würden weder Zeit noch Ausdauer für solche Übungen haben, aber sie streben ja auch nicht an, jahrhundertelang zu leben. Für sie ist es wichtig, den Alterungsprozeß hinauszuschieben, d. h. ihre gute Form und ihr gutes Aussehen möglichst lange zu erhalten, um sich dann, wenn das Alter schließlich doch kommt, auf anmutige Weise zu ergeben, statt weiter dagegen anzukämpfen. Eine Herbstblume kann genauso schön sein wie eine Frühlingsblume, und eine »Herbstschönheit« sogar eindrucksvoller als die oft harte Frische der Jugend. Eine Frau, deren Körper nach und nach altert, deren Geist aber mit der Zeit klarer und weiser wird, strahlt einen Zauber aus, der ihrer Jugend fehlte. Wie eine von innen beleuchtete Alabasterschale wird ihr Gesicht von Weisheit und Schönheit leuchten, von Erfahrung und Verstehen.

Obwohl die Frauen von heute nicht all ihre Zeit darauf verwenden können, gegen das Altwerden zu kämpfen, wird es vielen gelingen, was einer älteren Dame in Sydney gelang. Sie begann auf Anraten ihres Arztes mit Yoga, als sie schon in den Siebzigerjahren stand. Nach knapp einem Jahr bestätigte ihr Arzt, daß sie biologisch um fünfzehn Jahre jünger geworden sei.

Weil ein solcher Aufschub des Alterungsprozesses durch Yoga möglich ist, glauben die Yogis, daß des Menschen Frühling in den Jahren zwischen 55 und 75 liegt; das dürfte übereinstimmen mit der Aussage der Gerontologen, die ankünden, daß die Wimbledon-Tennis-Finale in Zukunft von 60jährigen ausgetragen werden würden.

Yoga erreicht diesen Aufschub, indem jeder Aspekt des Alterns des menschlichen Körpers in Betracht gezogen und verschiedene Übungen angewendet werden, um es aufzuhalten. Yoga kämpft gegen wichtige zentrale Kräfte, die das ganze Leben hindurch einen Verfall des Körpers verursachen und die Gewebe schwächen, so daß die inneren Organe in Unordnung kommen, besonders bei Frauen. Es kann die Funktion der Eierstöcke verlängern und durch die Auswirkung auf die Hormondrüsen sogar bei älteren Frauen die Eierstöcke wieder beleben. Es belebt Gewebe und Haut des Gesichts, das sonst mangels Blutzirkulation runzlig wird, es erfrischt das Nervensystem durch Entspannungsübungen; es lädt den Körper wieder auf wie einen Akkumulator und reingt das Blut durch Atemübungen. Es erhält die Lebensenergie, indem es den Schlaf verbessert, und schließlich hält es das Alter durch die größte und subtilste Kraft auf: die Geisteskraft.

Es steckt kein Geheimnis in diesen Körperübungen; man muß nur jeden Körperteil einzeln berücksichtigen und so gutmachen, was vielleicht durch Vernachlässigung, falsche Lebensweise, Überanstrengung schon Schaden genommen hat. Es ist keineswegs nötig, vorzeitige körperliche Schäden als gegeben hinzunehmen; vieles kann wieder in Ordnung gebracht werden. Wenn wir z. B. Männer beobachten, die im Krieg durch die furchtbare Bedrückung vorzeitig gealtert sind, aber durch Ruhe, richtige Ernährung und Sonne Kraft und körperliche Schönheit zurückgewannen, ist es für uns sicher ein leichtes, Yoga-Übungen zu erlernen, die uns helfen, den besten Teil unseres Lebens so lange als möglich zu verlängern.

Betrachten wir zuerst die körperlichen Übungen, die diesem Zweck dienen.

Dem Zug der zentralen Schwerkraft und den dadurch ausgelösten Alterserscheinungen wird entgegengewirkt durch die Umkehrpositionen. Sie umfassen die Kerze (auch Schulterstand genannt), die Halbkerze und den Kopfstand (s. S. 104, 107, 108). Durch diese Übungen werden schlaffe Muskeln, Vorfall-Erscheinungen (Prolapsus) und Krampfadern gebessert, vorausgesetzt, daß nicht körperliches Unvermögen, wie beispielsweise hoher Blutdruck, diese Übungen verbietet.

Die Gesichtshaut zeigt zuerst Spuren des Altwerdens, denn während wir älter werden, zirkuliert das Blut in dieser Region nicht mehr so frei wie in jungen Jahren. Das Resultat ist bleiches, faltiges Aussehen. Vergleichen wir die rosige Haut und das feste frische Gesicht eines gesunden Kindes mit der dünnen, weißen Haut einer älteren Person, so verstehen wir, wie wichtig es für die Gesichtshaut und die von ihr umschlossenen Gewebe ist, immerfort Nahrung durch das Blut zu bekommen, wenn sie fest und faltenlos bleiben soll.

Regelmäßiger Kopfstand und vor allem die Halbkerze helfen, Falten und Runzeln zu vermeiden, ja sogar zu beseitigen. In der Halbkerze strömt das Blut von den aufgerichteten Beinen durch den Körper ins Gesicht, durchströmt es und nährt das hungernde Gewebe.

Andere Stellungen, die das Blut ins Gesicht und in den Kopf befördern, sind: Yoga-mudra (Beugeübung) (S. 134), Variation der Beugeübung (S. 134), Greifübung (S. 130), Vogelstellung (S. 123) und Rabenstellung (S. 124), alle Übungen vom Kopf zum Knie, stehend und sitzend (111 f.), Dehnübungen (S. 111–123) und verschiedene Atemübungen, eingeschlossen die Ha- oder Atemreinigungsübung. Es gibt auch einige einfache Übungen, beispielsweise das Vor- und Rückwärtsschwingen aus der Taille, die das Blut ins Gesicht strömen lassen, und solche, die zur Durchblutung des Kopfes führen. Alle diese Übungen werden auf dem Rücken liegend durchgeführt: Einatmen, die Knie zur Brust anziehen und fest gegen den Körper pressen, den Atem anhalten und in dieser Stellung verbleiben, bis das Blut ins Gesicht fließt. Dann ausatmend die Beine wieder senken. (Dies ist übrigens eine gute Übung bei Blähungen.)

Die Umkehrstellungen erhalten auch die Geschlechtsdrüsen gesund und jung. Im IV. Kapitel werden noch andere Übungen, die das Fortpflanzungssystem beleben, erwähnt. Die wichtigsten sind wiederum die Kerze und der Kopfstand, die bei regelmäßiger Ausübung das Funktionieren der Eierstöcke und ein gesundes Geschlechtsleben verlängern.

Entspannung

Um eine jugendliche Erscheinung zu bewahren, ist es unerläßlich, auch Entspannungsübungen auszuführen, um die Muskeln, die Nerven und den Geist völlig zur Ruhe zu bringen. Keine Frau kann erwarten, jugendlich zu erscheinen, wenn sie einen gespannten, gequälten oder harten Ausdruck zeigt, wenn zu den Falten, die durch schlaffes Gewebe entstehen, noch Zeichen der Anstrengung um Augen und Mund kommen. Wann immer eine Frau sich müde und angestrengt fühlt, soll sie die Übung zur vollkommenen Entspannung (Savasana), wie auf S. 90 beschrieben, machen. Richtige Entspannung ist so wohltuend wie Schlaf.

Ein sehr wichtiger Faktor bei den Bemühungen, das Altern aufzuschieben, ist das Ansammeln und Vergrößern von Lebensenergie. Das zu tun, ist gar nicht schwer; es geht nur darum, genügend Schlaf und frische Luft zu haben und – Yoga zu üben. Die meisten Menschen sind dauernd müde, verursacht durch unruhigen Schlaf, langes Aufbleiben, ungelüftete Räume, falsche Ernährung und zuviel Rauchen und Trinken. Es bedarf einer gewissen Anstrengung, um diese zum größten Teil selbstverschuldete Müdigkeit zu beseitigen. Dazu muß man sein Leben so einrichten, daß man mindestens zweimal je Woche früh ins Bett geht, daß man mit der Gewohnheit, stets bis spät abends aufzubleiben, bricht. Langes Lesen oder Fernsehen können zu heimtückischen Angewohnheiten werden, die an sich zwar harmlos erscheinen, den richtigen Schlaf jedoch völlig verhindern.

Man soll auch immer wieder daran denken, daß der Körper viele Muskeln hat, die benutzt werden müssen. Die Nahrung muß ebenfalls überwacht werden. Es sollten Fruchtsaft- und Fasttage eingeschaltet werden (s. V. Kapitel), um den Körper zu entschlacken. Aber auch hier heißt es, vorsichtig sein, nicht übertreiben, denn besonders Frauen, die nicht mehr jung sind, können durch übertriebene Fastkuren und den damit verbundenen Gewichtsverlust statt jünger plötzlich älter aussehen. Verstopfung sollte bekämpft werden, denn unreines Blut, durch unvollständige Ausscheidung der Schlacken verursacht, zerstört Gesundheit, Lebenskraft und Aussehen. Die moderne Forschung, besonders die Gerontologie, ist heute der Ansicht, daß mangelhafte Entleerung das größte Übel im Hinblick auf das Altern ist, weil das im Körper zurückgelassene Gift mit seiner zerstörenden Wirkung durch die Verdauungsorgane wieder aufgenommen wird und dadurch ins Blut geht. In dieser Beziehung sind die modernen Wissenschaftler mit den alten Yogis einer Meinung; die Jahrtausende alte Yoga-Lehre hat schon immer betont, daß der Körper von allen Giftstoffen rein und frei gehalten werden muß, wenn er jung bleiben soll.

Bei Verstopfung sind schwere und stärkereiche Nahrungsmittel zu vermeiden. Besondere Übungen gegen Verstopfung werden auf Seite 163 angeführt.

Abgesehen von der Auffrischungswirkung der Yoga-Übungen auf Nerven und Organe helfen sie auch, wenn zugleich die oben erwähnten allgemeinen Lebensregeln beachtet werden, die Lebenskraft zu erhalten, ja zu erhöhen. Und es ist diese Lebenskraft, die Sie jung erhält. Leiten Sie Ihre Lebenskraft in schöpferische Kanäle und beschäftigen Sie sich, interessieren Sie sich für alles, seien Sie aufgeweckt, optimistisch. Beschäftigtsein heißt nicht herumrennen, sondern in allem Tun positiv sein.

Altwerden

Manche Frau wird, selbst wenn sie die Körperübungen, die hier beschrieben werden, dauernd tüchtig übt, nicht völlig erreichen, was sie anstrebt, sofern sie nicht auch Geist und Charakter mit einbezieht.

Viele Frauen wirken bereits in den Dreißigerjahren »mittelalterlich«. Sie geben auf, werden träge, verlieren ihre Interessen, sind unglücklich, unzufrieden und neurotisch. Wie oft müssen Söhne und Töchter feststellen, daß ihre Mutter eine alte schwerfällige Frau geworden ist, voll Leid, Neid und Mißgunst, und daß sie dauernd irgendeinen Ersatz für die verlorene Lebensfreude sucht. Ärzte- und Psychiater-Sprechzimmer sind besetzt von solchen Frauen, und jene, die selbst hier keinen Trost, keine Hilfe finden, machen ihrer Bitterkeit und Enttäuschung dadurch Luft, daß sie auf jünger aussehende Frauen, selbst auf ihre Schwiegertöchter, eifersüchtig sind.

Eine Frau, die wirklich etwas auf sich hält, nicht nur in bezug auf Vitalität und Aussehen, sondern die sich auch um eine frische, positive Lebensauffassung bemüht, verfällt nie in einen solchen Zustand. Man muß nicht reich sein und ein bequemes Leben haben; die Hauptforderungen sind Geduld, Entschlossenheit und Ausdauer. Leider wollen viele Frauen diese einfache Wahrheit nicht glauben; elend und unzufrieden, zerstören sie ihr Leben genauso wie das ihrer Angehörigen, ohne je den Versuch zu machen, gegen ihre pessimistische Lebenseinstellung zu kämpfen.

Es gibt keine Entschuldigung dafür, gerade heute nicht, wo die ganze Einstellung zum Altersproblem völlig anderer Art ist als in der Vergangenheit. Früher war man mit vierzig Jahren alt. Shakespeare schrieb:

Wenn vierzig Winter dein Angesicht zeichnen
und tiefe Furchen deiner Schönheit Feld durchziehen . . .

Und zwei Jahrtausende vor ihm hat Xenophon geschildert, wie er auf der Rückfahrt seiner Expedition von Persien eigene Schiffe für kranke Frauen und die »über Vierzig« bestimmte. Kein Erwachsener würde sich heute, wenn er vierzig ist, wirklich alt fühlen, und nach dem Yoga-Standard ist dies erst der Lebensfrühling, denn Yoga lehrt, daß sich unser Körper bis zum Alter von 33 Jahren immer noch weiter entwickelt.

Wir haben schon betont, daß die strengen, für fortgeschrittene Yogis bestimmten Geistesübungen zum Aufschub des Alterns außerhalb der Möglichkeiten liegen, die eine Frau bei uns im allgemeinen hat. Das ist jedoch kein Grund dafür, auf die leichteren Übungen zu verzichten; man muß nur davon überzeugt sein, daß sie helfen.

Jede Frau weiß, daß sich ihr Aussehen zu bestimmten Zeiten verändert, daß sie je nach Wohlbefinden oder Laune jünger oder älter aussieht, daß Glück und Zufriedenheit verjüngen, Depressionen und Langeweile dagegen alt machen. Wenn Glücksgefühle und Depressionen – die ja schließlich beide Gemütsempfindungen sind – uns ohne eigenes Zutun jünger oder älter machen können, warum erscheint es uns dann so befremdend, daß sich unsere Persönlichkeit durch eine konzentrierte Geisteshaltung beeinflussen läßt?

Wenn unsere Vitalität schwach ist, sehen wir müde aus; wir sind »farblos« und erzeugen diesen Eindruck bei allen, denen wir begegnen! Sind wir lebhaft, so geben wir das den andern durch dynamische und persönliche Anziehungskraft kund. Wir können andere Leute sogar durch unsere Denkungs- und Empfindungsart, d. h. durch unsere Persönlichkeit beeinflussen, wenn wir genügend Selbstvertrauen haben. Aber wir können unsere Chancen durch eine düstere und pessimistische Haltung verderben.

Zunächst müssen wir eine richtige allgemeine Haltung entwickeln und uns auf den Gedanken konzentrieren: »Ich will nicht älter werden«, statt – wie so viele Leute – zu sagen: »Ich werde eben alt«. Sagen Sie das nicht einmal zu sich selbst. Das ist keine wilde Verteidigung gegenüber etwas Unabänderlichem, sondern eine die Einwirkungen des Alters verlangsamende Methode und damit ein gesundes Abwehrmittel gegen das Altern.

Wir müssen vermeiden, uns Sorgen zu machen. Geistesübungen und die Entwicklung einer besseren, philosophischen Lebens- und Denkweise (siehe Geistesübungen im VI. Kapitel) bedeuten den halben Sieg in der Schlacht gegen Sorgen. Es ist erstaunlich, wieviel Hilfe Ihnen der Körper bietet, wenn Sie es ihm ermöglichen. Wie wir schon im Vorwort ausgeführt haben, ist die positive Kraft, seine Lebensweise zu ändern, eine der größten Auswirkungen von Yoga, und immer wieder haben Schülerinnen plötzlich an sich selbst beobachtet, daß sie sich nach einigen Übungsmonaten nicht mehr über Dinge sorgten, die sie früher fast erdrückt hätten. Es scheint so, als ob der Apparat, der negative, zerstörende Gedanken und Gefühle hervorbringt, ganz ausgeschaltet würde; in Wirklichkeit haben die entsprechenden Übungen und die Belebung der Drüsen und Nerven Körper und Seele beruhigt und in gutem Sinne angeregt. Daraus resultiert eine gelassene Lebensweise.

Es gibt einige einfache, gute Geistesübungen, die Ihnen helfen, das Altern zu verlangsamen; sie sollten durch einige Übungen aus dem Kapitel »Geistespflege« (S. 73–80) ergänzt werden. Obwohl es auf den ersten Blick nicht danach aussieht, als ob diese Übungen mit Verjüngung zu tun hätten, werden Sie doch finden, daß sie es in einer subtileren und indirekt leichteren Weise als Körperübungen tun. Die Übungen sollten alle in einer bequemen Stellung, mit gekreuzten Beinen auf dem Boden sitzend, und bei rhythmischer Atmung wie auf S. 96 beschrieben, ausgeführt werden.

1. *Der geistige Spiegel.* Konzentrieren Sie alle Ihre Gedanken darauf, Ihr eigenes Bild vor sich zu sehen, so wie Sie jetzt sind, genauso klar, wie wenn Sie sich im Spiegel sähen. Projizieren Sie nun dieses Bild in die Zukunft, unverändert durch die kommenden Jahre. Jede Einzelheit ihrer jetzigen Erscheinung sollte vor Ihrem geistigen Auge auftauchen und durch die Projektion in die Zukunft festgehalten werden. Diese Übung und die nachfolgende sind einfache Formen von Selbsthypnose, ein Anfangsstadium der Übungen, die von Yogis benutzt werden, um ihre Jugend und Schönheit für lange Zeit zu erhalten.

2. *Im zweiten Teil der Übung* beginnen Sie damit, sich im geistigen Spiegel, wie oben angegeben, zu sehen, aber dann müssen Sie – anstatt das Bild in die Zukunft zu projizieren – versuchen, sich jünger zu sehen, so wie Sie vor 10, 15, 20 Jahren waren. Halten Sie dieses frühere Bild im Geiste fest und bemühen Sie sich, das jetzige Bild damit zu überdecken. Lassen Sie beide zusammengleiten, so daß sie vollkommen verschmelzen, bis das frühere jüngere Bild das jetzige ersetzt.

3. *Konzentration auf Schönheit.* Yoga lehrt, daß Schönheit überall ist, wenn man lernt, sie zu sehen, und daß völlige Konzentration auf einen schönen Gedanken von selbst zur Entspannung und zu vollkommener Ruhe führt.

Versuchen Sie, sich eine schöne Landschaft vorzustellen, ganz losgelöst von Ihrem täglichen Leben, und konzentrieren Sie sich vollständig darauf, nicht in der Art, daß Sie versuchen, Einzelheiten oder charakteristische Merkmale zu entdecken, sondern nur aus reiner Freude an ihrem Frieden und ihrer Schönheit. Die Wirkung dieser Übung kann verglichen werden mit der plötzlichen Ankunft an einem heiteren und geschützten Ort nach einer anstrengenden Reise.

4. *Im zweiten Teil der Übung* versuchen Sie, sich plötzlich in dieser lieblichen Landschaft zu sehen, frei von Sorgen und Verantwortung, völlig glücklich. Yoga glaubt, daß durch eine solche Vorstellung das Unterbewußtsein entspannt wird und der üblichen Umgebung entflieht.

5. *Konzentration auf Liebe und Ergebung.* Der Gedanke dieser Meditation kann weit ausgelegt werden, entsprechend dem Temperament und den Lebensgewohnheiten der Übenden. Sie soll ihre ganzen Gedanken auf das konzentrieren, was sie am meisten liebt. Ob es ihr Kind, ihr Gatte, ihre Eltern, ihr Freund, ein Ideal, eine religiöse Empfindung, Gott selbst ist, spielt keine Rolle. Wichtig ist nur, daß das Objekt Liebe wachruft. Reine und selbstlose Liebe ist die größte Erleuchtung; das innere Leuchten strahlt aus und verändert den alltäglichen Gesichtsausdruck mit einer klaren Schönheit.

6. *Harmonie zur universellen Güte.* Jedermann erlebt Augenblicke, in denen er fühlt, daß er immer gütig sein, daß er nie wieder jemanden verletzen, und daß er alle und alles lieben möchte. Dieser gesegnete Zustand war jedem Heiligen

vertraut, aber für die meisten von uns sind das seltene, vorübergehende Erlebnisse. Durch Yoga können wir dieses Gefühl der Güte bewußt erzeugen. Versuchen Sie, durch Meditation all Ihre Geisteskraft auf diese vollkommene Güte, auf alles, was Ihrem Geist an Güte vorschwebt, zu konzentrieren. Versuchen Sie, diese Stimmung in sich aufzunehmen und ein Teil davon zu werden.

7. Prana in die verschiedenen Körperteile lenken. Beschwören Sie Ihr eigenes Bild hervor, wie auf S. 34 im Abschnitt »Der geistige Spiegel« beschrieben, und betrachten Sie sorgfältig jeden Gesichtszug, jeden Körperteil, ihn kritisch abschätzend. Nachdem Sie entschieden haben, welche Körperteile besonders gestärkt oder verjüngt werden müssen, lenken Sie, ausatmend, Prana (Lebenskraft) dorthin, ins Gesicht oder welchen Körperteil Sie immer wählen. Während Sie Prana dorthin lenken, konzentrieren Sie Ihre Gedanken darauf, daß der betreffende Körperteil fester, jünger, klarer werden soll . . . Auf diese Weise können Sie einen Teil nach dem anderen bearbeiten, beispielsweise Krähenfüße unter den Augen oder Runzeln an der Stirn. Widmen Sie jedem der gewählten Körperteile zur Verjüngung und Verbesserung täglich ein paar Minuten.

8. Geben Sie Ihren inneren Organen Befehle. Wie wir wissen, besteht der Körper aus Zellen. Yoga lehrt, daß jede dieser Zellen einen Instinkt besitzt, der auf Übereinstimmung mit den Wellen des Hirns trainiert werden kann. Der Yogi kennt und kontrolliert diese Instinkte und benutzt sie als Mittel, seinen Körper zu schützen.

Nachdem Sie die sitzende Stellung eingenommen und den rhythmischen Atem unter Kontrolle haben, konzentrieren Sie sich darauf, den Instinkten jener Organe, die bei Ihnen schwach arbeiten – etwa dem Magen, der Leber, den Nieren usw. – Befehle zu geben, indem Sie z. B. denken: »Der Magen arbeitet besser und besser«. Versuchen Sie so die Verdauung zu verbessern, Verstopfung zu beseitigen, ein schwaches Herz oder eine schwache Lunge anzuspornen.

Hier folgen jetzt einige alte Übungen zur Erhöhung der Lebensenergie, indem Prana aus Erde, Luft und Wasser in den Körper aufgenommen und von der Sonne Lebenskraft übernommen wird.

1. Setzen Sie sich mit gekreuzten Beinen, die Hände entspannt auf den Knien, an einen abgeschiedenen Ort. Daumen und Zeigefinger sind geschlossen; die anderen Finger werden in Richtung Erde ausgestreckt. Tief einatmend schöpfen Sie Kraft aus der Erde, die Sie ausatmend voll in sich aufnehmen.

2. Mit gekreuzten Beinen sitzend strecken Sie die Arme über dem Kopf hoch, parallel zueinander. Einatmend konzentrieren Sie sich darauf, aus dem Äther Energie durch die Fingerspitzen aufzunehmen; ausatmend fügen Sie diese neue Energie Ihrem eigenen Energievorrat bei.

3. Beim Schwimmen durch regelmäßiges Atmen mit den Hauptporen Energie aufnehmen und ausatmend diese Kraft in sich sammeln.

4. Sonnenkraft. Diese Übung machen Sie am besten am frühen Morgen, wenn die Sonne noch nicht sehr intensiv scheint. Setzen Sie sich möglichst wenig bekleidet in die Sonne. Drehen Sie den Körper alle 5, 10 oder 15 Minuten (je nach der Intensität der Sonnenstrahlung) um 90 Grad, so daß Sie in 20, 40 oder 60 Minuten den Kreis schließen, wodurch der ganze Körper der Sonne ausgesetzt wird. Denken Sie dabei daran, daß Sie einatmend Sonnenkraft aufnehmen, die Sie ausatmend auf sich selber übertragen.

IV Yoga und Geschlechtsleben

Der Körper spielt im Leben der Frau eine bedeutend größere Rolle als beim Mann. Wie weit auch eine Frau ihren Geist entwickeln will, ihr Körper verlangt dauernd ihre Aufmerksamkeit. Er durchläuft eine Reihe von wichtigen Prozessen, die sie nicht ignorieren kann und darf – Pubertät, Menstruation, Wechseljahre und meist auch Schwangerschaft und Geburt. Er unterliegt Krankheiten, die es bei Männern nicht gibt. Er verbraucht sich auch schneller als der männliche Körper. Eine Frau, die sich selbst körperlich unattraktiv findet, ist gewöhnlich schüchtern, gehemmt und voller Komplexe, im Gegensatz zu einer hübschen Frau, die selbstsicher ist.

Von Natur aus ist die Frau dazu bestimmt, Kinder zu gebären. Ganz gleich, wieviel Talente, Verstand, künstlerische Fähigkeiten sie hat, ihr Lebenswerk ist die Fortpflanzung, und dazu braucht sie einen Gefährten. Ob es einer Frau bewußt ist oder nicht, hinter ihrem Wunsch, gut und attraktiv auszusehen, steht der natürliche und gesunde Instinkt, einen Gefährten zu finden.

Im Gegensatz zu einer weit verbreiteten Meinung verbietet oder entmutigt Yoga das Geschlechtsleben keineswegs. Viele Leute glauben, die Yoga-Lehre verpflichtet dazu, das normale Geschlechtsleben aufzugeben. Diese Leute werden erstaunt sein zu hören, daß viele große Yogis Familienväter waren und daß gewisse Übungen und Stellungen so auf die Geschlechtsorgane wirken, daß sich ein wahrhaft harmonisches Geschlechtsleben ergibt.

Menschen, die die höchste geistige Entwicklung anstreben, die sich der Disziplin eines Ashrams oder Klosters unterwerfen wollen, müssen sich tatsächlich auf ein eheloses Leben einstellen; mit moralischen Gründen hat das jedoch nichts zu tun, und es heißt auch nicht, daß man den Geschlechtstrieb verdrängen muß. Die Yogis haben vielmehr entdeckt, daß die Bewahrung und Sublimierung der Sexualkraft die Geistes- und Seelenkraft erhöht, und sie haben Übungen zur Sublimierung erdacht, durch die der Geschlechtstrieb in Geisteskraft umgewandelt wird. Das ist der Grund für ein eheloses Leben in den Ashrams und Klöstern. Aber die Schülerin im Westen, die nicht beabsichtigt, ihre Fähigkeiten in diesem Sinne zu entwickeln, braucht diesen Verzicht nicht zu leisten. Im Gegenteil: Sie wird finden, daß Yoga-Übungen die Vitalität und die Geschlechtsorgane günstig beeinflussen und daß dadurch die Freude am Sexualleben erhöht wird.

Durch Yoga wird den Frauen auch in therapeutischem Sinne geholfen, denn gewisse Übungen haben eine sehr gute Wirkung auf das weibliche Fortpflanzungssystem und beseitigen etwaige Schäden und Anomalitäten dieser Organe.

Frauen leiden oft sehr, sei es in den Jugendjahren durch die Pubertät, sei es durch schmerzvolle Menstruationen und schwierige oder erfolglose Schwangerschaft während der ganzen Reifezeit, schließlich durch Beschwerden bei der Umstellung in den Wechseljahren. Oft liegen physische Gründe für diese Leiden vor, aber in vielen Fällen können die Ursachen durch eine vernünftige, positive Lebenseinstellung behoben werden.

Wir wollen hier zunächst die geistig-seelischen Möglichkeiten, die Erleichterung bringen, behandeln. Die körperlichen Aspekte werden im VI. Kapitel eingehend besprochen. Wir betonen jedoch von vornherein mit Nachdruck, daß bei den Yoga-Übungen Geist und Körper zusammenarbeiten müssen, wenn man gute Resultate erzielen will. Man kann noch so viele Körperübungen machen – wenn die Geisteskraft dabei nicht mitwirkt, sind sie nicht wirklich erfolgreich.

Viele Mädchen, die in die Reifejahre kommen, haben Schwierigkeiten mit der Menstruation. Manchmal tritt die Monatsblutung nicht ein; manchmal beginnt sie und hört wieder auf; dann wieder ist sie schmerzvoll oder allzu stark. Menstruationsschwierigkeiten sind nicht die einzigen Sorgen in den Pubertätsjahren. Viele Mädchen werden dick; ihr Teint wird von Pusteln und Aknen entstellt; ihre Bewegungen sind linkisch und plump. Manchmal sind sie überdies ruhelos, ungeschickt, unglücklich. Sie haben unbestimmbare, störende Instinkte und entwickeln alle Arten von Komplexen, besonders Minderwertigkeitskomplexe. Sie sind keine Kinder mehr, aber doch noch nicht erwachsen, und deshalb noch nicht frei zu tun, was sie möchten. Sie sind mutlos und melancholisch oder sie hassen und trotzen jedermann. Sie fühlen sich mißverstanden und lassen sich von ihren Gefühlen oftmals in ernsthaften Kummer treiben.

Bei Menstruationsstörungen sollte stets ein Arzt konsultiert werden. Stellt er fest, daß kein ernsthafter körperlicher Schaden vorhanden ist, so kann Yoga dem heranwachsenden Mädchen viel helfen. Einige der Übungen wirken sich bei solchen Störungen nicht nur auf die beteiligten Drüsen günstig aus, vielmehr beeinflussen sie die ganze körperliche Kondition und beruhigen die Nerven; dadurch verringern sich die Beschwerden der Pubertät. Die Yoga-Übungen verbessern auch den Teint und regulieren das Gewicht. Auf diese Weise gewinnt das junge Mädchen sein seelisches Gleichgewicht und Selbstvertrauen wieder.

Solche Veränderungen durch verbesserte körperliche Kondition sind alltägliche Vorkommnisse. Ein Beispiel wurde während der Niederschrift dieses Buches beobachtet. In einer Klasse mit schlanken hübschen Mädchen gab es eine Schülerin, die dick, plump und gar nicht hübsch war. Sie sprach mit niemandem, saß immer hinten im Raum und konnte nicht dazu gebracht werden, gewisse Übungen, so auch den Kopfstand, zu versuchen, wenn die anderen Mädchen zusahen. Sie benahm sich schroff und verließ immer als erste das Klassenzimmer, wenn die Stunde aus war.

Nach fünf oder sechs Wochen fing sie plötzlich an, sich zu verändern. Ihr Gewicht verringerte sich sichtbar, und wenn die anderen Mädchen sich ihr in freundlicher Weise näherten, blickte sie nicht mehr finster drein, sondern lächelte freundlich zurück. In der darauffolgenden Woche verwendete sie erstmals einen Lippenstift, und wieder eine Woche später hatte sie ihr Haar kurz geschnitten und war gut frisiert. Sie sah plötzlich hübsch aus, denn die verbesserte Figur und andere Kleidung, die früher ebenfalls altmodisch und nachlässig war, änderten ihre ganze Erscheinung. Dadurch wuchs ihr Selbstvertrauen. Schließlich überraschte sie die ganze Klasse mit einem freiwillig gezeigten Kopfstand, den sie so gut ausführte, daß es jedem klar war, daß sie zu Hause tüchtig geübt hatte. Ihre Antworten auf die Glückwünsche der anderen Mädchen waren so natürlich und ruhig, daß man auch daraus merkte, wie sich die ganze Lebenseinstellung verändert hatte. Zwölf Wochen nach Beginn der Yoga-Stunden war sie ganz verwandelt, und es war augenfällig, daß sie nun glücklich war.

Die wichtigsten Stellungen und Übungen zur Beseitigung der Menstruations- und Pubertätssorgen sind Kerze (S. 104 f.), Fisch (S. 121), Pflug (S. 115 f.), Kobra (S. 119), Heuschrecke (S. 119), Halbkerze (S. 107), Kreuzhohlstellung (S. 123), Kopfstand (S. 108), Kopf-zum-Knie-Übung, stehend und sitzend, (S. 111) und vollständige Entspannung (Savasana) (S. 90 f.). Anleitungen zu den Übungen findet man auf den erwähnten Seiten.

Schwangerschaft*

Abgesehen von Spezialübungen, die eine natürliche Geburt erleichtern, können gesunde Frauen im Anfangsstadium der Schwangerschaft Yoga betreiben, um geschmeidig zu bleiben und froh und mutig der Entbindung entgegenzusehen. Bilder von bekannten Filmstars, die unter Anleitung ihres Arztes im 7. Monat die Kerze machen, haben bei vielen Frauen das Mißtrauen gegenüber solchen Übungen zerstreut. Nicht jede Frau wird zu diesem Zeitpunkt die Kerze noch machen können, denn sie verursacht starke Ausdehnung. Aber mit der Zustimmung ihres Arztes kann jede schwangere Frau viele Dehn- und Umkehrstellungen in Verbindung mit regelmäßiger Atmung ohne weiteres ausführen, desgleichen auch alle Sitzhaltungen mit gekreuzten Beinen.

Schwangere Frauen müssen natürlich mit großer Sorgfalt und Vernunft üben und dabei alle anstrengenden Aufwärtsstreckübungen vermeiden, ebenso Baucheinziehen, Magenhub (Uddina) und Quirlstellung (Nauli). Nach den ersten Monaten der Schwangerschaft sollten sie auch den Kopfstand weglassen, damit die Lage des Kindes nicht verschoben wird. Im übrigen können sie ihre gewohnten Übungen so lange durchführen, als es ihnen zusagt, mit besonderer Beobachtung des Atmens und der Entspannung.

Die Wechseljahre

Früher oder später muß jede Frau die Wechseljahre – auch Menopause oder Klimakterium genannt – durchmachen. In früheren Zeiten, als man vom Geschlechtsleben nur flüsterte, bestanden darüber konfuse und unmögliche Ansichten. Es gab

* s. auch Anhang I: Yoga und natürliche Geburt, S. 151.

Frauen, die glaubten, daß sie dadurch das frauliche Wesen verlieren, daß sich männliche Charakterzüge wie tiefe Stimme entwickeln würden. Sogar jetzt noch, wo man über solche Dinge offen und frei spricht, tun viele Frauen so, als ob sie eine Höllenzeit durchmachen müßten, wenn die Wechseljahre kommen.

Tatsächlich gibt es solche Fälle, aber dann ist es eine selbsterbaute Hölle, geschaffen durch den eigenen Gemütszustand, denn wenn dieser Prozeß auch rein körperlicher Natur ist, sind seine Symptome und Leiden oft psychisch bedingt. Denkt man daran, so ist man für diesen Kampf, der nun einmal unabänderlich ist, gewappnet.

Es gibt keine Regel über das Alter, in dem die Wechseljahre einsetzen; im allgemeinen beginnen sie zwischen dem 45. und 50. Lebensjahr, oft aber schon früher, manchmal erst später. Der biologische Prozeß ist immer der gleiche. Die Eierstöcke hören auf, Eizellen zu erzeugen; die Monatsblutung setzt aus, manchmal plötzlich, manchmal allmählich. Oft treten Wallungen, Schwindel, Herzklopfen, Schlaflosigkeit, Depressionen und Reizbarkeit als Nebenerscheinungen auf. Wenn zu solchen körperlichen Störungen noch Angstzustände kommen, können außergewöhnliche Leiden entstehen, die gelegentlich zum Verlust des seelischen Gleichgewichts und sogar zu leichten Geistesstörungen führen. Selbst in milden Fällen werden die Frauen vorübergehend Beschwerden haben, vor allem werden sie von Eifersucht, Neid, Haß und Selbstmitleid befallen. Manche Frauen regen sich während dieser Zeit oft stark auf, verlieren jede Selbstkontrolle, geraten in Wutausbrüche, die erschöpfend und demütigend sind. In solchen Augenblicken sind sie für ihre Handlungen nicht wirklich verantwortlich, aber es ist ihre Pflicht, zu versuchen, sich vor derartigen Anfällen zu bewahren. Bei Frauen, die ein tätiges, anstrengendes Leben führen, machen sich diese unangenehmen Erscheinungen kaum bemerkbar; aber verwöhnte Frauen, die zu wenig Beschäftigung haben, werden davon stark betroffen.

Dieser schwierige Lebensabschnitt, ob er natürlich oder durch chirurgische Eingriffe kommt, kann medizinisch durch Beruhigungsmittel und Hormonbehandlung beeinflußt werden. Viele Ärzte betrachten aber heute Hormonspritzen mit Mißtrauen, weil es Anzeichen dafür gibt, daß sie in gewissen Fällen das Wachstum von Geschwülsten begünstigen. Der einzige sichere Weg, die Schwierigkeiten zu erleichtern, ist Yoga-Praxis.

Yoga-Übungen bewirken natürlich keine Erfolge über Nacht, noch sind die damit verbundenen Vorteile leicht zu erreichen. Aber regelmäßiges Üben bessert den Gesundheitszustand. Durch die Anregung der Drüsen wird die Funktion der Eierstöcke belebt, so daß man in vielen Fällen beobachten konnte, daß die Menstruation, nachdem sie ausgesetzt hatte, wiederkam. Die frühere Ansicht, daß die Frau mit dem Eintritt und dem Ende der Wechseljahre ihre Anziehungskraft verliert, hat sich längst als Unsinn herausgestellt. Trotzdem ist jede Frau berechtigt, auch in diesem Lebensabschnitt zu tun, was sie kann, um ihre Anziehungskraft zu erhalten. Durch Entwicklung einer ruhigen, ausgeglichenen Haltung können seelische Störungen erfolgreich überstanden werden.

Tägliche Entspannungsübungen, verbunden mit Tiefatmen, helfen gegen Schlaflosigkeit und nervöse Angstzustände. Nervenanspannung, die so oft zu unbeherrschten Ausbrüchen führt, kann gemildert werden. Geistige Übungen und Tiefatmung vermitteln Ruhe und Ausgeglichenheit. Die Yoga-Übungen stärken den Körper, so daß die unvermeidlichen Nebenerscheinungen der Wechseljahre nur geringes Unbehagen bereiten.

Überdies kann die Frau ihre Beschwernisse auch durch vernünftige Lebensweise verringern. Wenn das seelische Gleichgewicht gestört ist, muß man sich klar sein, daß Anregungsmittel die Beschwerden nur erhöhen können. Alkohol sollte dann unbedingt vermieden werden, denn er verstärkt die unangenehmen Symptome. Im Kampf gegen die Beschwerden der Wechseljahre sollen also alle anregenden Mittel gemieden werden. Das heißt allerdings nicht, daß auch Tee und Kaffee verboten sind. Immerhin ist es empfehlenswert, diese stimulierenden Getränke nicht am späten Abend zu trinken, und auch nicht, wenn sie die Verdauung stören oder das Blut erhitzen.

Selbst wenn es nicht immer leicht ist, kann man sich sicher so einrichten, daß man jeden Tag die nötige kurze Zeit zu einer vollkommenen Entspannung findet. Widmen Sie Ihren Beschwerden nur die unumgängliche Aufmerksamkeit; befassen Sie sich mit ablenkenden Dingen. Haben Ihre Kinder Sie nicht mehr nötig, so geben Sie Ihrem Leben durch irgendein Hobby Inhalt: lesen Sie, arbeiten Sie im Garten, stehen Sie anderen Leuten bei, direkt oder über eine Organisation. Pflegen Sie Ihre äußere Erscheinung. Behalten Sie Ihren Charme, Ihren Optimismus, Ihren Humor, denn all das sind Ihre besten Kampfmittel gegen die erörterten Beschwerden.

Üben Sie mehrmals am Tag vollständige Entspannung (S. 90). Tiefatmung (S. 95), Geistige Übungen (S. 73 ff.), Kerze (S. 104 f.), Halbkerze (S. 107) sind gegen Wallungen ausgezeichnet, desgleichen die Pflugübung (S. 115 f.), die Stellung mit gekreuzten Beinen (S. 99 f.) und der Kopfstand (S. 108 f.), dies aber nur, wenn kein hoher Blutdruck besteht. (Während der Wechseljahre sollten die Frauen ihren Blutdruck regelmäßig kontrollieren lassen. Liegt er über der normalen Grenze, so hilft die Übung, ihn herabzusetzen.)

Menstruationsstörungen

Menstruationsstörungen sind nicht nur auf die Pubertätszeit beschränkt. Viele Frauen leiden ihr ganzes Leben lang an unregelmäßiger Periode. In solchen Fällen kann man – mit ärztlicher Bewilligung – eine Verbesserung durch gewisse Übungen, die nachstehend angegeben sind, erzielen. Es muß aber betont werden, daß die Leidende ihre Übungen nicht auf die angegebenen beschränken, daß sie vielmehr ganz allgemein Yoga ausüben soll, auch geistige Übungen, um den ganzen Körper anzuregen und das seelische Gleichgewicht zu finden. Die zu empfehlenden Übungen sind: Bogen (S. 119), Kobra (S. 119), Kerze (S. 104 f.), Fisch (S. 121), Pflug (S. 115), Heuschrecke (S. 119 f.), alle Kopf-zum-Knie-Übungen (S. 111 f.), Baucheinziehen (S. 125). Entspannungs- und Atemübungen sollten ebenfalls vorgenommen werden.

Sexualschwäche

Sexualschwäche darf nicht mit Frigidität verwechselt werden, denn diese ist gewöhnlich psychisch bedingt. Sexualschwäche ist mehr ein mangelnder Trieb, d. h. allgemeine Interesselosigkeit dem Geschlechtsleben gegenüber. Es gibt Frauen, die sich deshalb nicht sorgen; sie freuen sich, ihre Interessen in andere Richtungen zu leiten und führen auf diese Weise ein friedliches, meist eheloses Leben. Für den größeren Teil der verheirateten Frauen bedeutet Sexualschwäche jedoch Kummer und Sorgen, weil man befürchtet, daß die Ehe scheitern könnte. Solche Sorgen können zu Neurosen, Kopfschmerzen, schlechter Laune, ja selbst zu Nervenzusammenbrüchen führen, und dadurch wiederum kommt es zu Reibungen und Streitigkeiten im Haus. Es ist immer empfehlenswert, bei Sexualschwäche einen Arzt aufzusuchen, denn es besteht die

Möglichkeit eines körperlichen Mangels (beispielsweise Blutarmut). Wenn medizinisch kein Grund für diese Störung vorhanden ist, kann durch entsprechende Diät, Ruhe, Entspannung und Atemübungen geholfen werden. Die dafür zu empfehlenden Übungen sind: Kerze (s. S. 104 f.), Halbkerze (S. 107), Kopfstand (S. 108 f.), Pflug (S. 115), Fisch (S. 121 f.), Kreuzhohlstellung (S. 123), Baucheinziehen (S. 125), Schließmuskelübung (S. 134), Beugeübungen (S. 134) und Drehübungen (S. 116).

Eine subtilere Übung bezweckt, Prana in den Körper zu leiten. Um das zu erreichen, muß man sich vollkommen entspannt auf den Boden legen, die Fingerspitzen auf dem Sonnengeflecht (d. h. auf dem Solar-plexus unter der Brustmitte). Die Fingerspitzen sollen sich nicht berühren. Tiefeinatmen, dann langsam ausatmen und Prana bewußt durch die Arme in das Sonnengeflecht leiten. Stellen Sie sich dabei vor, daß Sie Ihre Batterie aufladen und so Ihre Lebenskraft erhöhen. Prana fließt durch Ein- und Ausatmen in die Nervenkanäle, aber ein Teil davon entflieht durch die Fingerspitzen. Liegen diese jedoch auf dem Solar-plexus, so wird der Kreis geschlossen. Statt daß ein Teil verlorengeht, wird er in den Sitz der Lebenskraft geführt.

Nach einigen Tiefatmungen legen Sie die Hände neben den Körper und setzen die Tiefatmung fort. Dabei müssen Sie sich vorstellen, daß Sie beim Einatmen dem Solar-plexus die darin angesammelte Lebenskraft entziehen und sie beim Ausatmen in die Geschlechtsorgane leiten.

Unfruchtbarkeit

Yoga hat schon sehr oft gegen Unfruchtbarkeit geholfen. Die für Sexualschwäche und Menstruationsstörungen empfohlenen Übungen sollen auch bei Unfruchtbarkeit ausgeführt werden, außerdem die Übungen mit hochgestreckten Beinen. Dadurch werden über die Schilddrüse die Geschlechtsdrüsen angeregt, die ihrerseits wiederum die Funktion der Eierstöcke günstig beeinflussen. Eine zusätzliche, sehr vorteilhafte Stellung ist die Adlerstellung (s. S. 127), bei der durch den Körper und die Beine ein Druck auf die Geschlechtsdrüsen verursacht wird.

Abgesehen davon, daß diese Übungen das Fortpflanzungssystem anregen, wird auch der ganze Körper gestärkt, was die Vorbedingungen für eine gesunde Schwangerschaft verbessert. In Michael Volins Schule wurde beobachtet, daß Frauen, die infolge einer Konstitutionsschwäche Fehlgeburten hatten, nach Ausführung solcher Übungen eine gesunde Schwangerschaft durchmachten.

Das Geschlechtsleben

Aus den bisherigen Ausführungen dieses Kapitels geht bereits klar hervor, daß Yoga zu einem normalen und gesunden Geschlechtsleben verhilft, sowohl direkt als auch indirekt. Leider begreifen viele Frauen nicht, wie wichtig ein guter Gesundheitszustand auch in dieser Beziehung ist; sie bemerken nicht, daß sie durch ungesunde Ernährung oder fehlende Ruhe nervös und müde werden, und verstehen dann nicht, warum sie am Geschlechtsleben keine Freude mehr haben. Andere wiederum entwickeln Komplexe und Hemmungen und damit eine Scheu vor dem Sexualleben.

Anderseits ist Unersättlichkeit auf diesem Gebiet genauso

gefühlshemmend. Es gibt nichts Peinlicheres als eine Frau mit krankhaftem Geschlechtstrieb, deren Hauptinteresse darin besteht, über ihr eigenes Geschlechtsleben und das anderer Leute zu sprechen.

Yoga empfiehlt auch hier weise Mäßigung und Vermeidung von Exzessen, dabei aber eine gesunde und freie Einstellung zur Sache mit dem Ziel, körperliche und seelische Reinheit zu bewahren.

Um das Geschlechtsleben als harmonisch erfahren zu können, braucht man einen gesunden Körper und Lebensfreude. Beides kann man sich leicht erhalten, wenn man sich die nötige Zeit nimmt und seine Gedanken konzentriert. Viele Frauen kümmern sich um all das nicht, fühlen sich trotzdem wohl und bleiben – in Ausnahmefällen – gesund und lebensfroh bis zu ihrem Tode. Meistens sind solche Frauen aber schon in den mittleren Jahren nervenkrank. Mit ein bißchen Vernunft kann jede Frau diesem Schicksal entgehen.

Um gesund, kräftig und glücklich zu bleiben, muß man sich vernünftig ernähren, sich ab und zu Ruhe gönnen, sich aber auch angemessene Bewegung verschaffen. Im übrigen auch hier wieder: Achten Sie auf Ihr Äußeres, Ihre Figur, Ihre Kleidung; halten Sie Ihren Geist wach, stellen Sie sich optimistisch zum Leben ein und seien Sie andern gegenüber duldsam. Übungen wie die Umkehrstellungen, einschließlich des Kopfstandes, und die andern in diesem Kapitel erwähnten helfen Ihnen dabei, weil sie die Geschlechtsdrüsen günstig beeinflussen und dadurch Ihre Sexualkraft erhöhen.

Ein glückliches Geschlechtsleben kann durch Sorgen, Spannungen, Nervosität, Mangel an Vertrauen usw. zerstört werden. Entspannungsübungen, verbunden mit Tiefatmung, Dreieckstellung (S. 107) und wenn möglich Lotus-Sitz (S. 102) sind auch hier sehr zu empfehlen. Zur inneren Stärkung, um Eifersucht und andere zerstörende Gefühle zu vermeiden, sollen Geistesübungen (S. 73–80) durchgeführt werden. Selbstkontrolle ist am schwersten zu erlangen – viel schwerer als meisterhafte Ausführung der körperlichen Übungen; aber wer dieses Ziel erreicht, wird feststellen, daß dadurch eine merkliche Änderung des ganzen Lebens herbeigeführt wird, so daß niemand die Anstrengungen, die dazu nötig sind, bereuen wird.

Hygiene der Geschlechtsorgane

Immer wieder muß man feststellen, daß selbst Frauen, die ihren Körper sorgsam pflegen und ihn äußerlich stets sauberhalten, jede Erwähnung spezifisch weiblicher Hygiene als unschicklich, ja abstoßend empfinden; sie betrachten z. B. eine Scheidenspülung als sündhaft und schaudern beim Gedanken an Scheidenübungen. Der Grund liegt darin, daß in vielen Gemütern derartige Maßnahmen mehr oder weniger mit Selbstbefriedigung verkettet sind, was natürlich zur Ablehnung inspiriert. Solche Vorurteile – die auf völliger Unkenntnis beruhen – hemmen eine gesunde Einstellung zu diesem Problem, das ebensowenig sündhaft ist wie das Zähneputzen oder das Waschen des Gesichtes.

Scheidenspülungen mit warmem Wasser, auch mit Zusatz von ein wenig Salz, sollte sich jede Frau zur Gewohnheit machen. Man soll dabei nicht zuviel tun; vor allem sollen Spülungen nicht zu heiß oder zu kalt sein; auch dürfen sie nicht mit starken antiseptischen Lösungen vorgenommen werden. Wasser mit etwas Salz ist besser als die Verwendung von Seife und Wasser, obwohl auch eine schwache Mischung von Wasser mit Olivenölseife nicht schadet. Wer nicht weiß, wie man eine Scheidenspülung durchführt, soll einen Arzt, eine Krankenschwester oder eine Hebamme um Anleitung bitten. Die meisten Frauen wissen aber damit Bescheid, so daß man auch eine Freundin fragen kann. Eine Dusche, der das Wasser aus einem aufgehängten Behälter durch einen Gummischlauch zugeführt wird, ist einer Spritze vorzuziehen, die nur schwer reingehalten werden kann und auch nicht so wirksam ist. Haben Sie ein Bidet, ist die Sache einfach.

Lassen Sie sich nicht von Frauen beeinflussen, die Ihnen sagen, daß Spülungen gefährlich oder unnatürlich seien. Wenn sie mit sauberem Gerät richtig ausgeführt werden und wenn man keine starken Desinfektionsmittel verwendet, sind sie völlig unschädlich. Und unnatürlich sind sie auch nicht, denn schließlich tragen wir ja von der Natur keineswegs vorgesehene Kleider. Liefen wir nackt herum, so wären unsere Geschlechtsorgane dauernd der Sonne und der frischen Luft ausgesetzt, und dann würden Duschen, Bäder, Seifen und Parfüms kaum nötig sein.

Zu den schon genannten, zur Anregung der Geschlechtsdrüsen bestimmten Übungen kommt noch eine an sich für beide Geschlechter bestimmte Technik, die von Frauen nach ihrem eigenen Empfinden ausgeführt werden kann. Bei dieser die Tiefatmung nutzenden Übung, Schließmuskelzusammenziehen (S. 134), wird der Aftermuskel zusammengezogen und wieder entspannt, so daß man nach und nach eine starke und elastische Dehnung dieses Muskels erreicht. Diese Übung soll zuerst nur zwei- oder dreimal gemacht, dann aber öfter ausgeführt werden. Hat man sich daran gewöhnt, so kann man auch das Zusammenziehen und Entspannen der Vagina üben, um sie ebenfalls fest und elastisch zu erhalten und eine möglicherweise durch eine Geburt entstandene Ausdehnung wieder zu beseitigen.

Sublimierung

Für Menschen, die kein normales Geschlechtsleben führen können, gibt es zwei Alternativen: Verdrängung oder Sublimierung. Verdrängung ist schlecht, denn aus ihr resultieren oft körperliche und seelische Krankheiten aller Art; sie kann auch zu Verkehrungen des Geschlechtstriebs (Perversionen) und in Extremfällen zur Kriminalität führen. Sublimierung dagegen ist vorteilhaft, denn dabei handelt es sich um Umwandlung einer Energie in eine andere, das heißt die Umsetzung des Geschlechtstriebs, dessen Verdrängung zerstörend wirkt, in einen schöpferischen Trieb.

Fortgeschrittene Yogis haben viele Möglichkeiten zur Sublimierung des Geschlechtstriebs gefunden. Wie wir schon erwähnten, werden diese Wege nicht begangen, um sich zu kasteien, vielmehr um die Lebensenergie einschließlich der Sexualkraft in Geisteskraft zu verwandeln.

Für Yoga-Schüler, die in der westlichen Gesellschaftsordnung leben, kommen diese Übungen nicht in Betracht; aber es gibt eine einfache Sublimierungsübung, die einsamen, unerfüllten Frauen Ruhe und Frieden bringt. Sie wird am erfolgreichsten durchgeführt, wenn der Geschlechtstrieb stark ist, ohne daß man ihm nachgeben kann, doch läßt sie sich auch an eine Reihe anderer Übungen anschließen. Sie verlangt große Willenskraft und Entschlossenheit, aber die Übende wird gute Resultate erzielen, wenn sie überzeugt ist, dadurch Hilfe zu bekommen.

Setzen Sie sich mit gekreuzten Beinen im Lotus-Sitz, wenn Sie ihn bequem durchhalten können, auf den Boden, Rücken und Nacken in gerader Linie. Atmen Sie einige Minuten tief und regelmäßig. Dann konzentrieren Sie alle Ihre Gedanken und Ihre ganze Willenskraft auf die Sublimierung. Auf diese Weise ziehen Sie Energie von dort weg, wo sie Unruhe schafft, weil sie keinen Ausgang findet. Die gleiche Energie kann auch ins Hirn gelenkt und so in größere Geisteskraft gewandelt werden. (Das ist die umgekehrte Übung, die für Sexualschwäche empfohlen wurde.)

Betrachten Sie diese Übung nicht als Unsinn, wenn Sie durch Sublimierung von Ihrer Unruhe befreit werden wollen. Machen Sie einen Versuch damit, ernsthaft und ausdauernd, und beobachten Sie, was geschieht.

Andere Möglichkeiten, dieses Problem zu bewältigen, bestehen darin, sich geistig zu beschäftigen und Dinge zu vermeiden, die die Geschlechtsinstinkte anregen: Alkohol, reiche Nahrung, lange heiße Bäder. Halten Sie sich fleißig in der frischen Luft auf und machen Sie sich viel Bewegung, treiben Sie einen Sport, der Sie stark beansprucht. Suchen Sie Ihrem Leben einen Inhalt zu geben, der Sie voll in Anspruch nimmt, und stecken Sie sich ein erreichbares Ziel.

V Diät

Immer wieder stößt man auf Bücher, Artikel und Anzeigen über wunderliche Schlankheitsdiäten, Schlankheitspillen, Schlankheitsapparate, Sauna-Heimbäder usw. Das alles wäre nicht nötig, wenn dem Übergewicht beizeiten begegnet würde, wenn man es überhaupt nicht dazu kommen ließe. Würden sich die Frauen schon in der Jugend vor dem Dickwerden hüten, könnten sie vielem Kummer entgehen. Ist die Haut einmal durch Dicksein schon seit Jahren gedehnt, wird sie nie ihre frühere Elastizität zurückgewinnen, und bei Gewichtsverlust wird sie schlaff und runzlig. Auch jene, die nicht anomal dick sind, müssen während einer Schlankheitsdiät unbedingt Körperübungen machen, wenn der Körper fest bleiben soll. Es gibt nichts Häßlicheres als den Oberarm einer Frau, die Gewicht verloren hat, ohne gleichzeitig Körperübungen vorzunehmen; die Haut hängt wie ein leerer Sack, wenn der Arm gehoben wird, und fällt in Runzeln, wenn er herunterhängt. Oberschenkel und Brüste bieten einen noch schlimmeren Anblick.

Es ist bedauerlich, daß so wenig Frauen beizeiten merken, daß ihr Körper viel anfälliger ist als der des Mannes. Das heißt nicht, daß sie nicht auch hart arbeiten oder große Leistungen vollbringen können, aber bedingt durch die Körperform sind sie weniger ausdauernd. Würde jede Mutter ihrer Tochter diese Tatsache beibringen, solange sie jung ist, gäbe es weniger unglückliche Frauen. Körperübungen sind eine gute Unterstützung, um schlank und graziös zu werden, aber sie allein können keine Wunder wirken, solange man auf einer falschen Ernährung beharrt und zuviel ißt. Auch Yoga-Übungen, die dank ihrer Anregung der Drüsentätigkeit von allen die besten sind, können eine Frau nicht schlank machen, die sich ständig mit Kuchen, Süßigkeiten und stärkehaltigen Nahrungsmitteln vollstopft, und ebensowenig die Gesundheit eines Menschen retten, der übermäßig Alkohol trinkt.

Es ist aber keineswegs so, daß man wegen Hatha-Yoga alle Nahrungsmittel, die man mag, aufgeben und sich auf eine streng vegetarische Ernährung umstellen muß. Wir haben zwar schon betont, daß der echte Yogi und auch die Schülerin, die eine geistige Entwicklung anstrebt, tatsächlich Einschränkungen in der Ernährung auf sich nimmt. Jene Schülerinnen aber, die Hatha-Yoga ihrer Gesundheit wegen üben, brauchen keine drastischen Änderungen in ihren Eßgewohnheiten vorzunehmen, wenn sie gesund sind.

Indessen ist die Ernährung vieler Leute weder vernünftig noch gesund, und in diesem Fall ist eine Änderung der Eßgewohnheiten nötig. Magengeschwüre, Verstopfung, hoher Blutdruck, chronische Verdauungsstörungen, nervöse Spannungen, schlechtes Aussehen und Müdigkeit sind oft Wirkungen einer falschen Ernährung, und hier muß eine Umstellung eintreten.

Was wir essen und wie wir essen, kann unser Leben beeinflussen, unsere Gesundheit und unser Aussehen. Ganz besonders die Frauen, die von ihrem guten Aussehen viel abhängiger sind als Männer, sollten daran denken, daß übermäßiges Essen und Trinken nicht nur ein schlechtes Aussehen, eine schlechte Figur zur Folge haben, sondern daß damit auch schlechte psychische Auswirkungen verbunden sind, weil ein unförmiger Körper für eine Frau viel schwerer zu ertragen ist als für einen Mann. Dicke Männer sind oft gar nicht unattraktiv. Dicke Frauen aber wirken meist unästhetisch, und sie sehen Jahre älter aus; sie können nie chic oder elegant gekleidet sein, und das alles drückt sich in ihrem Gesicht aus. Sie entwickeln ein Minderwertigkeitsgefühl, eine abwehrende, ja feindselige Haltung und werden neidisch auf gutaussehende Frauen. Diese Gefühle kompensieren sich wiederum durch übermäßiges Essen von Süßigkeiten, was dann ihre Sorgen noch größer macht.

Selbst unter normalen Umständen essen die meisten Leute zuviel. Wenn der Körper älter und nicht mehr stark beansprucht wird, benötigt er weniger Nahrung als in der Wachstumszeit oder bei jugendlicher Aktivität wie Wandern, Schwimmen, Tanzen, Skisport und dergleichen, Tätigkeiten, die die Nahrung schnell verbrennen. Gewöhnlich essen die Leute aber um so mehr, je älter sie werden, vielleicht deshalb, weil sich die wirtschaftlichen Verhältnisse mit den Jahren verbessern, so daß sie sich ein reichlicheres und verschwenderisches Essen leisten können, oder weil ihnen das Essen andere Vergnügungen ersetzen muß, die sie nicht mehr genießen können. Was immer der Grund ist: sie essen zweimal soviel wie in ihrer Jugend, und da sie anderseits viel weniger Bewegung haben, werden sie das Opfer ihres Wohlstandes. Mäßig zu essen schadet niemandem. Das wurde in ganz Europa während des zweiten Weltkrieges bewiesen, als die Völker nur sehr kleine Rationen bekamen, unter stark erschwerten Lebensbedingungen, aber der Gesundheitszustand war trotzdem im allgemeinen gut.

In Zeitungen und Zeitschriften wird heute so viel über Diät und Nahrung geschrieben, daß es für Unkenntnis auf diesem Gebiet keine Entschuldigung mehr gibt. Man sollte aber nicht dauernd von einer Diät zur andern wechseln; alles ausprobieren verbessert die Verdauung keineswegs. Das einzige, was wirklich hilft, wenn man gesund und schlank bleiben will, ist, eine Ernährung herauszufinden, die einem persönlich zusagt, und dabei zu bleiben.

Eine weitverbreitete schlechte Angewohnheit ist es, immer wieder der Schwäche für Kuchen und Süßigkeiten nachzugeben, und dann tagelang fürchterlich zu darben, um das Gewicht auszugleichen. Dadurch verdirbt man sich den Magen; man bekommt einen leidenden Gesichtsausdruck und schlechte Laune, verursacht durch unzureichende Verdauung. Gewiß, der Verzicht ist für viele Frauen schwer, besonders für Hausfrauen, die gern gut kochen, zumal wenn sie Magazine und Illustrierte lesen, die einerseits Schlankheitskuren empfehlen, anderseits aber dauernd Rezepte und farbige Photos von herrlichen Speisen bringen, die garantiert jedermanns Figur zerstören. Maßhalten ist jedoch der einzige brauchbare Weg, schlank zu werden und schlank zu bleiben.

Kuchen und andere Süßigkeiten, die nicht nur für die Figur, sondern auch für die Zähne schlecht sind, müssen aus dem Speisezettel gestrichen werden. Essen Sie dreimal am Tag eine richtige Mahlzeit, naschen Sie aber nicht zwischendurch. Das hört sich wie ein Verbot an, und es braucht Selbstbeherrschung. Aber viele Frauen haben bewiesen, daß man es schaffen kann. Die Freude über das Resultat und das Glücksgefühl, schlank zu sein und elegante Kleider tragen zu können, sind jedoch sicher die Anstrengung wert; jedenfalls macht es auf die Dauer mehr Vergnügen als die paar Kaffee-Einladungen, die man ablehnen muß.

Jedermann benötigt Zucker; aber wenn Sie ihn in Form von Honig, beispielsweise zum Frühstück, nehmen, werden Sie merken, daß Ihr Verlangen nach Süßigkeiten geringer wird und schließlich verschwindet. Und wenn Sie überdies Früchte essen, ab und zu auch getrocknete, bekommen Sie das, was Ihr Körper an Zucker bedarf, ohne daß Sie die Teetasse mit weißem Zucker füllen müssen.

Es gibt natürlich Frauen, denen ihr Gewicht keine Sorgen macht; wenn sie aber jung, frisch und voller Lebensfreude bleiben wollen, sollten sie auch eine gesunde, gut ausgeglichene Ernährungsweise, die ihnen zusagt, ausklügeln und dabei bleiben. Wir wollen hier keine Abhandlung über die Ernährung schreiben, denn es gibt darüber genügend zu lesen, aber wir möchten doch darauf hinweisen, daß man beim

Essen auf drei Hauptdinge achten muß: Abwechslung, Mäßigkeit und gutes Kauen.

Eine plötzliche vollständige Umstellung der Nahrung kann das Nervensystem in Unordnung bringen. Sind Sie daran gewöhnt, Fleisch zu essen, so bleiben Sie dabei, aber seien Sie mäßig und sorgen Sie für Abwechslung. Verzichten Sie auf einige Ihrer Fleischmahlzeiten und essen Sie Fisch, Käse und Eier. Es gibt ja so viele Zubereitungsmöglichkeiten für Fisch und Eier, daß dadurch keine Monotonie entsteht.

Wenn Sie nicht mit Ihrem Gewicht kämpfen müssen und Milch mögen, trinken Sie viel Milch, die sowohl Nahrung als auch Getränk ist. Mögen Sie Milch aber nicht oder werden Sie davon dick, so nehmen Sie Joghurt oder Buttermilch, zwei ausgezeichnete Nahrungsmittel. Vielleicht schmeckten sie Ihnen anfänglich nicht. Dann sollten Sie versuchen, den Geschmack durch Zusätze zu verbessern, bis er Ihnen zusagt. Versuchen Sie, Joghurt ohne Zucker zu essen, allein oder als Sauce zu Gemüse oder Salat. Essen Sie viel frische Früchte, nach Möglichkeit ungeschält, aber vorher gut gewaschen. Neigen Sie zu Magensäure, so dürfen Sie nur wenig Zitrusfrüchte, d. h. Zitronen, Orangen und Grapefruits essen.

Essen Sie viel grüne Gemüse, am besten im Rohzustand. Wurzelgemüse sollten Sie weder schälen noch zerschneiden. Auch dürfen Sie Ihr Gemüse nicht stundenlang wässern, wie es viele Frauen tun, um dann das Wasser vor dem Kochen wegzuschütten, denn damit beseitigen Sie die wertvollsten Bestandteile. Vom Gesundheitsstandpunkt aus ist es zu empfehlen, das Gemüse nur zu dämpfen, aber viele Leute finden, daß es dann fad schmeckt. Welche Zubereitungsart Sie aber auch wählen, das Gemüse darf nie zu lange kochen, und man darf dabei nur wenig Wasser zusetzen, das man hernach nicht weggießt, sondern als Grundlage für Suppen und Saucen benützt.

Versuchen Sie, jeden Tag irgendeinen Salat zu essen, entweder einfach grünen Kopfsalat mit oder ohne Salatsauce oder eine Mischung von Früchten und Gemüsen. Salate bieten sehr viele Möglichkeiten, ohne daß man sich viel Mühe damit geben muß. Man braucht sich nicht auf Kopfsalate, Gurken und Tomaten zu beschränken. Rüben, Kohl, Kabis, Sellerie, Zwiebeln und jedes grüne Gemüse kann geraffelt und verwendet werden. Eine grobe Raffel ist für Gemüse besser als eine feine, und wenn Sie Kombinationen machen, werden Sie sehen, daß sich dabei Salate ergeben, die nicht nur gut schmecken und wirklich sättigen, sondern auch appetitlich und geschmackvoll aussehen.

Wir geben am Schluß dieses Kapitels ein Rezept für einen von uns »erfundenen« Salat, gemischt aus geraspelten Früchten, Gemüsen und Nüssen, den Vegetarier und Fleischesser, aber auch alle Leckermäuler mit großem Vergnügen genießen werden und der weder schwierig zu machen noch zu teuer ist.

Vegetarisch essen bedeutet nicht, daß eine Nahrung fad und langweilig sein muß. Es ist nicht das Fehlen von Fleisch, das die vegetarische Diät oft unschmackhaft erscheinen läßt, vielmehr ist es die Phantasielosigkeit der Köchin. Eine phantasielose Köchin kann aber jede Mahlzeit verderben, ob vegetarisch oder nicht. Wenn Sie die vegetarische Küche so erlernen, wie sie bei den Franzosen üblich ist, werden Sie Ihre Einstellung rasch ändern, denn dort finden Sie eine Menge sehr wertvoller und schmackhafter Gerichte, die schon deshalb volle Aufmerksamkeit verdienen.

Bei Verdauungsschwierigkeiten sollten gebratene und gebackene sowie stark gewürzte Speisen, Teigwaren und zähes Fleisch unbedingt vermieden werden.

Sie sollten auch Ihre Speisen nicht hinunterschlingen, besonders nicht das Frühstück. Sie sollten sich vielmehr ruhig hinsetzen und genießerisch essen. Das Frühstück soll leicht sein (Früchte, Getreideflocken, Joghurt, Honig), und es soll langsam verzehrt werden, nicht stehend und hastig, weil man zum Bus rennen muß. Das ist ein großer Fehler, den viele Leute machen; darunter leidet die Verdauung den ganzen Tag.

Auch die Abendmahlzeit soll langsam und in ruhiger, friedlicher Atmosphäre genossen werden. Ein warmes, großes Abendessen zu später Stunde, wenn Nerven und Magen von der Tagesarbeit angestrengt sind, ist an sich schon falsch; wird es aber in mißgestimmter Atmosphäre eingenommen, etwa begleitet von Familienstreitigkeiten oder unangenehmen Gesprächen, so ergeben sich auf diese Weise nervöse Verdauungsstörungen und Schlaflosigkeit.

Die Zubereitung und das Anrichten der Speisen sind ebenfalls wichtig (ganz besonders bei der vegetarischen Küche). Farbe und Beschaffenheit der Gerichte, das benutzte Geschirr, die Art, wie der Tisch gedeckt ist – das alles hat großen Einfluß auf Appetit und Verdauung. Es kommt nicht auf Formvollendung und Kostspieligkeit an, aber darauf, wie man alles anordnet, damit es appetitlich aussieht. Ganz einfache Speisen, garniert mit Petersilie, Pfefferminze- oder Salatblättern, sind viel zuträglicher und gesünder im Hinblick auf die Verdauung als eine komplizierte, teure, aber lieblos dargebotene Mahlzeit. Trockene, welke Gemüse als Salat serviert, Gemüse, die viel zu lange gekocht wurden und dadurch Kraft und Saft verloren haben, sind als Nahrung wertlos.

Verstopfung

Oft läuft eine Frau wochen-, monate-, jahrelang mit einem verstopften, vergifteten Verdauungssystem herum. Man kann sich aber nicht wohl fühlen, solange man an Verstopfung leidet!

Wird der Körper älter, so verringert sich seine natürliche Kraft zur Entleerung – es sei denn, er wird durch körperliche Übungen jung erhalten –, bis die Verdauungsorgane schließlich chronisch vergiftet sind. Man kann zwar täglich etwas Stuhlgang haben, ist aber trotzdem verstopft, weil sich der Darm nur teilweise entleert. Die Folgen sind Müdigkeit, Depressionen, Kopf- und Rückenschmerzen. Nicht durch chemische Abführmittel soll der Entleerung nachgeholfen werden, sondern durch entsprechende Diät und durch Yoga-Übungen zur Wiederbelebung der Bauchmuskeln. Magenhub und Quirlstellung (Uddiana und Nauli), beschrieben auf S. 125 f., jeden Morgen ausgeführt, solange der Magen leer ist, werden die Verstopfung bald beheben. Trinkt man vorher ein Glas warmes, leicht gesalzenes Wasser, wird die Wirkung noch besser sein. Entspannungsübungen, verbunden mit einer Früchte- und Gemüsediät, sind ebenfalls ausgezeichnet. Die nachfolgenden Übungen werden das Resultat beschleunigen: Fisch (S. 121 f.), Kobra (S. 119), Heuschrecke (S. 119), Kopfstand (S. 108 f.), Kerze (S. 104 f.), Halbkerze (S. 107), Pfeil und Bogen (S. 115), Beugeübung (S. 134), Kreuzhohlstellung (S. 123), und Kopf-zum-Knie-Stellung (S. 111 f.).

Fasten

Fasten heißt nicht hungern. Wird es richtig ausgeführt, so reinigt es das ganze Verdauungssystem. Wir haben schon gesagt, wie unklug es ist, eine Mahlzeit zu überspringen, weil man vorher gesündigt hat. Aber ein Fasttag ist etwas ganz anderes. Er hilft dem Körper, auf natürliche Weise Gift auszuscheiden.

Haben Sie ab und zu einen Tag frei, an dem Sie weder arbeiten noch körperliche Anstrengungen machen müssen, so wird es Ihnen keineswegs schaden, sondern nur guttun, wenn Sie ihn zum Fasttag machen. Angehende Yogis schalten oft längere Fastenkuren ein, die drei bis vier Tage, sogar eine Woche und mehr dauern. Aber für die in einem Beruf oder im Haushalt tätige Frau ist es besser und bekömmlicher, öfter *einen* Fasttag einzuschalten.

Während Sie fasten, sollten Sie nur Wasser trinken und recht oft ruhen. Richten Sie es nach Möglichkeit so ein, daß Sie allein sind, und schweigen Sie den ganzen Tag über; nehmen Sie kein Telephon ab und rufen Sie auch niemanden an. Gehen Sie früh ins Bett. Schonen Sie all Ihre Energie, auch Ihre Stimme. Am anderen Morgen werden Sie bemerkenswert frisch sein.

Fasten, um den Körper zu entschlacken, wird gewöhnlich mit einem Einlauf am Abend abgeschlossen, damit der Körper wirklich von allen Giftstoffen gereinigt wird.

Das Wasser-Fasten kann auch durch ein Früchtesaft-Fasten ersetzt werden, d. h. man nimmt nur Früchte- und Gemüsesäfte zu sich. Wollen Sie an Gewicht abnehmen, so können Sie für einige Tage eine Ein-Frucht-Diät einschalten, also an einem Tag nur Äpfel, am nächsten Tag nur Orangen (oder welche Frucht Ihnen gerade zusagt) essen. Machen Sie es aber – wenn Sie abnehmen wollen – nicht wie eine unserer Schülerinnen, die Bananen wählte und nach drei Tagen feststellen mußte, daß sie nicht nur nicht abgenommen hatte, sondern plötzlich verstopft war. Und gehen Sie auch nicht so vor wie eine andere Schülerin, die ihren Fasttag auf einen Tag legte, an dem sie Tennis spielen mußte, worauf sie, nachdem sie den ganzen Tag in größter Hitze gespielt hatte, schwer erschöpft war und Schwindelgefühle hatte. Lassen Sie Ihre Vernunft walten! Dann werden Sie sehen, daß eine kurze Fastenkur Ihnen ausgezeichnet bekommt, es sei denn, daß Sie Untergewicht haben; dann sollten Sie natürlich auf Fasttage verzichten.

Wenn Sie es ermöglichen können, kaufen Sie sich eine Fruchtpresse, selbst wenn Sie auf einen anderen Wunsch verzichten müssen. Eine Fruchtpresse ist eines der wichtigsten Küchengeräte, wenn man Gesundheit, Figur und Teint erhalten will; das Geld, das man dafür ausgibt, spart man wieder an Schönheitsmitteln ein.

Der Hauptvorzug der Fruchtpresse besteht darin, daß sie Ihnen die Möglichkeit verschafft, Mischungen von Frucht- und Gemüsesäften zu trinken, zu denen Sie sonst kaum kommen. Saftmischungen von Äpfeln und Orangen, Tomaten und Sellerie, Tomaten mit Petersilie oder Paprikaschoten, Erdbeeren mit Zitrone, Rübchen mit Zitrone, Rübchen mit Äpfeln, Äpfel mit Brombeeren sind alle wert, ausprobiert zu werden, genauso wie andere Mischungen von zwei, drei verschiedenen Früchten oder Gemüsen.

Milch ist, wie schon gesagt, ein ausgezeichnetes Getränk, wenn Sie sie trinken mögen. Dazu ist sie nahrhaft. Sie sollte »gekaut« werden, bevor man sie schluckt. Wird sie einfach hinuntergegossen, so ist sie schwer verdaulich. Buttermilch ist besonders empfehlenswert; sie sättigt, ist leicht verdaulich und nahrhaft, aber trotzdem harmlos, weil sie nicht dick macht.

Bei heißem Wetter ist ein türkisches Getränk, Ayran genannt, sehr bekömmlich. Es besteht je zur Hälfte aus Yoghurt und Wasser mit wenig Salz, wird erst kräftig geschüttelt und dann kalt getrunken. Früher behauptete man, Wasser mache dick, aber heute weiß man, daß das ein Irrtum war, denn Wasser enthält keine Kalorien, d. h. keine Nährstoffe. Indessen erhöht es unser Gewicht, wenn es übermäßig zu den Mahlzeiten getrunken wird; in dieser Beziehung hat es den gleichen Effekt wie jede andere Flüssigkeit. An sich ist es das beste und gesündeste Getränk und dazu ein gutes Mittel gegen viele Leiden. Es schwemmt die Nieren aus, wäscht viele Gifte weg, macht die Haut klar und reinigt das Blut. Es ist billig und für jedermann erhältlich.

Alkohol und Tabak

Yoga kennt gegenüber gelegentlichem Alkoholgenuß keine moralischen Bedenken. Ein echter Yogi trinkt jedoch keinen Alkohol, weil er ein Gift ist und im Übermaß genossen nicht nur die Gesundheit zerstört, sondern auch die geistige Entwicklung hindert.

Für den Durchschnittsmenschen gibt es im Hinblick auf den Alkoholgenuß nur *eine* sichere Regel: Wenn man sich selbst beherrschen kann, wird er uns keinen Schaden zufügen. Leider sind aber nur wenige von uns wirklich Meister ihrer selbst. Für alle anderen bedeutet der Alkohol eine Gefahr, und wenn uns eine Gefahr bedroht, ist es am gescheitesten, dem Übel auszuweichen, also keinen Alkohol zu trinken. Im Westen ist das heutzutage nicht immer leicht. Oft machen gesellschaftliche Verpflichtungen es schwer, nicht zu trinken. Dann aber muß man Selbstkontrolle üben und auch beim Trinken Maß halten, genau wie beim Essen.

Das gleiche gilt für das Rauchen. Nikotin ist ein schweres Gift, das, wenn man übermäßig raucht, stets Schaden verursacht. Will man von Atmungsübungen profitieren, so darf man keinen Tabakrauch inhalieren. Ein echter Yogi raucht nicht. Wenn Sie aber zu den Menschen gehören, die nur ab und zu eine Zigarette rauchen und es dabei belassen können, ist dagegen nichts einzuwenden.

Alles in allem: Es ist möglich, die Gesundheit und Lebenskraft zu erhalten, ohne zuzunehmen, wenn man sich richtig ernährt. Diese Diät kann nach Wunsch Fleisch einschließen, wenn sie im übrigen hauptsächlich aus Fisch, Eiern, Käse, Milch oder Yoghurt oder Buttermilch, viel Früchten und Gemüsen, Vollkornbrot, Fruchtsäften und Wasser besteht.

Frauen, die mit ihrem Gewicht einen Kampf auszufechten haben, müssen Kuchen und Zuckerwerk meiden, auch bei Kaffeestündchen mit Freundinnen. Wenn Sie eine fanatische Köchin sind oder aus irgendeinem Grund reich und fett kochen müssen, sollten Sie beim Kochen auf das wiederholte Probieren möglichst verzichten. Brechen Sie auch mit der Gewohnheit, den Tee mit Zucker zu süßen; schmeckt er Ihnen ungezuckert nicht, so süßen Sie ihn mit Honig. Ersetzen Sie Zucker, wo Sie können, durch Honig. Wenn Sie abgenommen haben und das neue Gewicht behalten wollen, schaffen Sie sich eine Kalorientabelle an, die Ihnen den Kaloriengehalt der verschiedenen Nahrungsmittel verrät, und setzen Sie Ihre Mahlzeiten dementsprechend zusammen. Leiden Sie unter starkem Übergewicht, so bitten Sie Ihren Arzt um eine Abmagerungsdiät; versuchen Sie es nicht erst mit Schlankheitstabletten oder fraglichen Diäten, die einen Gewichtsverlust über Nacht versprechen, denn dadurch riskieren Sie, Gesundheit und gutes Aussehen zu verlieren. Es ist möglich abzunehmen, ohne ein Risiko einzugehen, wenn Sie es wirklich wollen.

Frucht- und Gemüsesalat

Raffeln Sie mit einer groben Raffel eine Karotte, einen Apfel, eine oder zwei Stangen Sellerie, einige Radieschen, ein bißchen Rotkohl. Mischen Sie alles, geben Sie eine Handvoll frische Petersilie und einige getrocknete Früchte, wie Sultaninen und Traubenbeeren, kandierte Früchteschalen, einige Mandeln (oder andere Nußsorten), die vorher im Ofen geröstet wurden, bei. Machen Sie eine Sauce aus Öl, Zitronensaft und einer Prise Salz. Nach gutem Mischen können Sie mit ganzen oder gehackten Nüssen garnieren.

Der Reiz dieses Salats liegt in der Mischung des Duftes von Süß und Scharf und seiner knusprigen, genußreichen Zusammensetzung. Diese Knusprigkeit wird zerstört, wenn Sie feuchte Zutaten wie Tomaten, Ananas oder Orangen beifügen. Bereiten Sie den Salat bequemlichkeitshalber in großen Mengen zu, um ihn hernach im Kühlschrank aufzubewahren, so geben Sie die Sauce, die Mandeln und die übrige Garnierung erst kurz vor dem Servieren dazu. Mandeln werden weich, wenn sie im Gemüse liegen, und der Salat verliert seinen Duft, wenn er zu lange durch die Sauce angefeuchtet wird.

VI Körper- und Geistespflege

Körperpflege

Jede Frau, die die Möglichkeit dazu hat und deren Gesundheitszustand es erlaubt, sollte sich täglich duschen oder ein Vollbad nehmen. Klimatische Verhältnisse dürfen kein Hindernis für persönliche Sauberkeit sein. Frauen, die in kälteren Gegenden leben, meinen vielleicht, ein tägliches Bad sei unnötig. Aber unser Körper ist in viele Kleider eingewickelt, die – wenn man sich nicht täglich gründlich säubert – durch die ständige Ausdünstung der Haut einen unangenehmen, sauren Geruch annehmen. Und die Haut selbst wird, der frischen Luft entzogen, die Poren durch Schmutz verstopft, ungesund, ja kränklich.

Besonders für Frauen ist das schädlich; gerade sie sollten ihren Körper immer frisch und duftend halten.

In vielen Ländern des Westens, besonders in Großstädten, ermutigen die Lebensbedingungen keineswegs zum täglichen Bad. Wer aber Gelegenheit und Zeit dazu hat, nimmt das Bad oft am späten Abend, meistens ungeschickterweise auch zu heiß und zu lang und deshalb mit eher schädlichem, auf jeden Fall enervierendem Resultat.

Anstelle von Seife verwenden Frauen oft Kölnischwasser. Zur Reinigung ist das zwar gut, aber es gibt nicht das Gefühl von Frische und Anregung, die ein Vollbad oder die Dusche bieten; außerdem trocknet dadurch die Haut rasch aus.

Besser als ein morgendliches Bad ist eine warme Dusche, gefolgt von einem kurzen kalten Schauer, wenn Sie das vertragen. Beginnen Sie mit dem Kaltabduschen aber nicht im Winter. Wenn Sie eine schlechte Blutzirkulation haben, kann das zu chronisch kalten Füßen und Frostbeulen führen.

Ob Bad oder Dusche, das Wasser sollte nicht zu heiß sein.

Ein heißes Bad regt zu sehr an; es ist auch für die Haut ungünstig; es trocknet sie aus und verursacht manchmal unangenehme Flecken. Bei Frauen mit sensibler Haut führen zu viele heiße Bäder oft zu einem Bruch der Haaräderchen an den Beinen und am Körper. Viele Frauen lieben es, im Bade liegend zu lesen und das Wasser, nachdem es abgekühlt ist, wieder mit heißem aufzuwärmen. Sie behaupten, daß das Bad der einzige Ort sei, wo sie Ruhe haben und lesen können. Durch die Zufuhr von heißem Wasser dringt das Blut jedoch plötzlich an die Oberfläche der Haut und staut sich dort; dadurch können Hautschäden entstehen, die nur schwer und mit großen Kosten wegzubringen sind. Jeder, der im Sommer an den Strand geht, weiß, wie übel solche Hautschäden aussehen.

Ähnliches gilt für die Gesichtshaut. Ein großer Teil der Teintschäden entsteht dadurch, daß man das Gesicht abwechselnd in heißes, dann in kaltes Wasser taucht; nur eine sehr gesunde, feste und straffe Haut hält eine solche Behandlung aus. Das gleiche gilt, wenn man die Gesichtshaut mit einer harten Bürste bearbeitet. Es ist wichtig, das Gesicht sauber zu halten, aber die Haut darf durch den Reinigungsprozeß nicht angegriffen werden.

Seife

Viele Seifen haben eine ausgesprochen austrocknende Wirkung. Es ist deshalb immer zu empfehlen, eine ölhaltige Seife zu verwenden, wenn die Haut nicht ungewöhnlich fett ist. Billige Seifen mit viel Soda können den Teint verderben.

Kölnischwasser und Talkpuder

Gutes Kölnischwasser und ähnliche Essenzen sind sehr angenehm und erfrischen nach einem Bade, aber sie trocknen die Haut ebenfalls aus und sollen deshalb nicht zu verschwenderisch und zu oft verwendet werden. Spritzen Sie Ihr Hautwasser in die Ellenbogenbeuge und an die Handgelenke; schütten Sie es nicht, wie viele Frauen das tun, über den ganzen Körper. Talkpuder ist vielleicht besser, obwohl er ebenfalls austrocknet und die Poren verstopft.

Ölbäder

Von Zeit zu Zeit ist ein Ölbad sehr gut, besonders beim Wechsel der Jahreszeit, nachdem die Haut durch Winterwinde und Kälte oder Sommersonne trocken und rissig geworden ist. Nach einem warmen Bad oder einer warmen Dusche, solange die Poren der Haut noch offen sind, können Sie leicht warmes Öl – möglichst Olivenöl – in die ganze Körperhaut einmassieren. Wenn Sie Zeit haben, wickeln Sie sich nach dem Ölen in Tücher ein, legen sich hin und ruhen eine Weile aus.

Sonnen- und Luftbäder

Eine gesunde Sonnenbräune kann wirklich hübsch und attraktiv sein. Aber von der Sonne verbrannte Haut ist häßlich. Viele Frauen können nicht einsehen, daß nur ein bestimmter Hauttyp gute und gleichmäßige Bräune annimmt, während die meisten Frauen durch unbeschränktes Sonnenbaden eine rote Haut, eine sich schälende Nase, scharlachrote Beine und Arme bekommen.

Aber auch diejenigen, die eine gute Bräune annehmen, sollten vorsichtig sein, denn lange Sonnenbäder während der heißesten Zeit des Tages sind nicht nur schädlich für die Gesundheit, sie zerstören auf die Dauer die Haut. Ein trokkenes, runzeliges Gesicht, ein roter, lederner Nacken gehören nicht zu einer gepflegten Erscheinung. Trotzdem setzen sich junge Mädchen durch übermäßige Sonnenbäder diesen Gefahren aus.

Sonnenbäder mit Maß sind ausgezeichnet, sogar nötig, da sie für die Gesundheit wohltuend sind. Sie laden die »Batterie« wieder auf und beruhigen die Nerven. Zu lange Sonnenbäder aber untergraben die Energie, lähmen das Hirn, altern die Haut und verursachen gelegentlich Hautkrebs.

Nehmen Sie zu Beginn des Sommers nach und nach Sonnenbäder, aber versuchen Sie nicht, zu schnell zu bräunen. Wie heiße Bäder, verursacht eine plötzliche überstarke Dosis unschöne Flecken an den Beinen.

Luftbäder, im Schatten eines Baumes liegend, sind genau so vergnüglich, aber viel gesünder. Wenn Sie die Möglichkeit haben, nehmen Sie Luftbäder ohne jegliche Bekleidung oder höchstens im Badeanzug. Entspannen Sie sich völlig, während Sie Ihre Haut, die so oft verdeckt und abgesperrt von den lebenspendenden Eigenschaften der uns umgebenden Atmosphäre ist, durch die Luft erfrischen.

Zähne

Trotz all der modernen zahnärztlichen Anweisungen zur Pflege der Zähne gibt es noch immer viele Menschen, die ihre Zähne nicht genügend oder nicht richtig reinigen. Sie sollten Ihre Zähne stets putzen, bevor Sie zu Bett gehen, um alle Speisereste herauszuholen. Wenn möglich sollte das Zähneputzen aber auch tagsüber, nach jeder Mahlzeit, erfolgen.

Wenn man sich das zur Gewohnheit macht, bleiben die Zähne viel länger gesund; außerdem verhilft man sich dadurch zu einem frischen und sauberen Atem.

Putzen Sie die Zähne *nicht* von einer Seite zur andern, denn dadurch werden die Speisereste nicht erfaßt. Die Zähne des Oberkiefers sollten durch Striche nach unten, die des Unterkiefers durch Aufwärtsstriche geputzt werden. Auf die gleiche Weise sollte die Zahnpasta mit den Fingern ins Zahnfleisch massiert werden, um Rückstände zu vermeiden.

Wenn Sie Ihre Zähne tagsüber nicht nach jeder Mahlzeit reinigen können, so spülen Sie wenigstens den Mund mit Salzwasser, indem Sie es kräftig um Zähne und Zahnfleisch stoßen. Warmes Salzwasser – eine Messerspitze Salz auf ein Glas Wasser – kann auch zum Bürsten der Zähne verwendet werden, wenn Sie einmal gerade keine Zahnpaste haben. Das ergibt einen angenehmen Geschmack im Munde und ist an sich das natürlichste Mittel zum Zähneputzen. Wichtig ist nämlich nur das Bürsten!

Zungenreinigung und Gurgeln

Die Zunge zu reinigen ist ein guter, im Westen allerdings nicht oft ausgeübter Brauch. Sobald Sie es einige Male gemacht haben, wundern Sie sich, wie Sie früher überhaupt ohne diese Maßnahme ausgekommen sind. Im Fernen Osten gibt es für diesen Zweck spezielle Bürsten – ähnlich den Zahnbürsten –, aber das gleiche Ergebnis kann mit einem Löffel erzielt werden.

Stellen Sie sich vor den Spiegel und strecken Sie die Zunge heraus. Schaben Sie sie sorgfältig mit dem umgekehrten Löffel; dadurch entfernen Sie alle Beläge, die sich hier angesammelt haben. Diese Reinigung muß frühmorgens erfolgen, bevor Sie etwas essen oder trinken, da sonst alle Unreinheiten, die sich während der Nacht auf der Zunge angesammelt haben, in das Verdauungssystem gespült werden. Gurgeln hilft ebenfalls, den Mund rein und frisch zu halten, aber verwenden Sie dafür kein starkes Antiseptikum und kein Mundwasser, denn dadurch könnte die empfindliche Schleimhaut des Mundes geschädigt werden. Am besten verwenden Sie warmes Salzwasser.

Innere Sauberkeit

(s. auch S. 60 f.: Verstopfung)

Ihr Körper sollte innerlich ebenso sauber sein wie äußerlich. Vermeiden Sie auf alle Fälle durch eine kluge, Ihnen zusagende Ernährungsweise, durch Körperübungen und durch Magenhub (S. 125) Verstopfung. Diese Übungen sollten jeden Morgen gleich nach dem Aufstehen ausgeführt werden, solange der Magen noch leer ist; sie sollten zu Ihrer morgendlichen Toilette gehören. Ist die Zeit knapp, so führen Sie die Übungen aus, während Sie unter der Dusche stehen oder während Sie Ihr Make-up machen.

Ist die Verstopfung beharrlich, so ist der Blutkreislauf durch falsche Ernährung oder übermäßiges Rauchen oder Trinken vergiftet. Dann muß ein Fasttag (s. S. 61 f.) eingeschaltet werden, den man mit einem Einlauf abschließt, um das Verdauungssystem zu reinigen.

Zur inneren Reinigung gehört auch das Waschen des Afters nach jedem Stuhlgang. Dieser Brauch ist im Fernen Osten gang und gäbe; er sollte auch bei uns zur täglichen Gewohnheit werden.

Eine Scheidenspülung mit warmem Salzwasser ist ein weiterer Teil der Frauenhygiene (s. IV. Kapitel).

Wäsche und Schuhe

In der heutigen Zeit bedarf es einer Warnung vor den Körper beengenden Korsetts oder ihn einschnürenden Hüftgürteln nicht mehr. Das hat sich ja in den letzten Jahrzehnten völlig geändert. Leider werden aber noch immer viel zu hohe Absätze getragen. Frauen, die jahrelang hohe spitze Absätze tragen, werden später über deformierte Füße klagen.

Für die meisten Frauen sind hohe Absätze mehr als ein zur Kleidung gehörender Bestandteil; sie sind eine wichtige Hilfe für ihr Selbstvertrauen. Aus diesem Grunde wollen nur wenige sie aufgeben, allen Warnungen zum Trotz, daß sie die Haltung und den Gang ruinieren, die Füße deformieren, Entzündungen, Hühneraugen und Unterleibsbeschwerden verursachen. Deshalb können wir hier nur einen Rat geben: Gehen Sie zwischendurch barfuß, soviel Sie können, wo immer es möglich ist: am Strand, zu Hause, auf dem Land.

Besonders bei heißem Wetter führen hohe Absätze leicht zu Krampfadern. Die dadurch verursachten Beschwerden können durch Umkehrstellungen (S. 104f.) günstig beeinflußt, bei regelmäßiger Ausführung sogar geheilt werden.

Geistespflege

Wieviel eine Frau auch für ihre äußere Erscheinung tut – ist ihre geistige Haltung nicht in Ordnung, wird sie die Wirkung ihrer Anstrengungen zerstören. Kleidung, Figur, Aussehen verlieren stark an Reiz, wenn eine Frau langweilig, mißmutig oder sonst unangenehm ist. Schlichte, einfache Frauen erwecken oft viel mehr Aufmerksamkeit und Bewunderung durch ausgeglichene Fröhlichkeit und Charme als reiche, höchst elegante, denen diese Eigenschaften fehlen. Diese Tatsache fällt jedem auf, der mit Frauen zu tun hat, die ausschließlich für sich selbst leben. Es gibt nichts Deprimierenderes und Abstoßenderes als eine Frau, die nur bemüht ist, körperliche Schönheit zu erlangen und gut gekleidet zu sein, deren Gesicht und Konversation aber stets Gier, Bosheit, Unzufriedenheit oder häßlichen Neid ausdrücken.

Vielen Frauen ist eine philosophische Art angeboren: sie sind weise und ruhig. Die andern sollten sich jedenfalls darum bemühen, zerstörende Gefühle wie Neid, Eroberungslust, Bitterkeit zu überwinden. Es mag sein, daß mancher Frau diese Gefühle gar nicht bewußt sind und daß sie deshalb Hinweise auf eine bessere Einstellung zum Leben nicht beachtet.

Wenn man sich aber der Bedeutung dieser Dinge bewußt ist und sich bemüht, kann man sehr viel zu einer Verbesserung seiner persönlichen Eigenschaften beitragen.

Werden Sie beispielsweise von Eifersucht aufgefressen, so fühlen Sie sich dauernd elend; Sie sind zornig und mißtrauisch; Sie legen es darauf an, andere Leute zu kränken, weil Sie sich ihnen gegenüber unsicher fühlen. Sie liegen nachts sorgend wach. Sie nörgeln und klagen. Sie stellen sich unmögliche Sachen vor, die nie passieren, und enden schließlich damit, sich jedermann zu entfremden, nicht nur denen, die Sie hassen, sondern auch denen, die Sie lieben. Solche Gefühle zerstören nicht nur Ihre innere Ruhe, sie hinterlassen auch Spuren in ihrem Gesicht.

Wie können Sie dieser Gefühle, die Ihr Leben zerstören, Herr werden? Wie können Sie es zuwege bringen, sich nicht mehr zu sorgen, zu ängstigen, nicht mehr zu hassen und zu argwöhnen? In erster Linie durch Verbesserung Ihrer körperlichen Kondition, speziell der Arbeit der endokrinen Drüsen, die auf Ihr Äußeres so großen Einfluß haben (s. II. Kapitel). Sodann durch Entspannung, die Sie unbedingt lernen müssen, und durch beharrliche, ausdauernde geistige Übungen. Wenn jene Drüsen richtig arbeiten und die Nerven beruhigt sind, werden Sie von selbst optimistischer, weiser und klüger; Sie geben das Sichsorgen auf und nehmen das Leben, wie es ist. Diese Änderungen, so wertvoll sie sind, stellen aber nur die halbe Lösung dar. Für einen wirklichen Triumph über sich selbst müssen Sie durch Entwicklung Ihres Geistes eine positive Lebenseinstellung gewinnen.

Als erstes müssen Sie Ihre Gedanken zur Disziplin, zur absoluten Folgsamkeit erziehen. Sehr viele Leute haben keine Kontrolle über ihre Gedanken. Sie lassen sie wie Schmetterlinge von einem Ding zum andern flattern. Versuchen Sie einmal, sich zu konzentrieren; Sie werden bemerken, wie Ihre Gedanken immer wieder abwandern. Sie können sie aber unter Kontrolle bringen, denn Konzentration kann genau wie die Muskeln des Körpers durch Übungen entwickelt und gestärkt werden. Wird Willenskraft nie gebraucht, so schwindet sie; wird Mut – körperlich oder seelisch – nicht geübt, erlischt er. Genauso ist es mit der Vorstellungskraft und der Konzentration.

Beginnen Sie mit Ihren Übungen auf einfache Weise. Suchen Sie einen ruhigen Platz, wo Sie nicht gestört werden. Setzen Sie sich bequem auf den Boden, mit gekreuzten Beinen, Rücken und Nacken in einer geraden Linie. Schließen Sie die Augen, halten Sie die Hände auf den Knien oder leicht auf die gekreuzten Beine gelegt und beginnen Sie mit langsamem Tiefatmen. Ihre erste Aufgabe ist, sich auf Ihre Atmung zu konzentrieren, und zwar so scharf zu konzentrieren, daß Sie schließlich Ihren Körper nicht mehr fühlen. Das beruhigt die Gedanken und das Nervenzentrum.

Beobachten Sie genau, wie Sie mit der Tiefatmung fortschreiten. Wenn Sie damit zufrieden sind, versuchen Sie, alle Ihre Gedanken auszuschalten. Das gut beobachtete Tiefatmen ist der übliche Beginn der Meditation, gleichviel, ob sie zur Selbstverwirklichung führen soll oder aus anderen

Gründen geübt wird, etwa um über Ideen oder persönliche Probleme nachzudenken.

Zunächst scheint eine solche Gedankenkontrolle fast unmöglich. Sie müssen immer wieder zum Versuch ansetzen, sich auf einen Gedanken zu konzentrieren. Lassen Sie sich nicht entmutigen; es geht am Anfang nicht um das Objekt Ihrer Meditation, sondern nur darum, daß Sie Ihrer Gedanken Meister werden. Wählen Sie einen einfachen Gedanken, stellen Sie sich etwa einen Baum, einen Apfel, eine Wolke vor, versuchen Sie, das gewählte Objekt einige Minuten lang so scharf wie möglich vor Ihrem geistigen Auge festzuhalten. Verscheuchen Sie alle anderen Gedanken, die Sie ablenken wollen, sei es über Hausarbeit, Essen, Lebenskosten usw. Seine Gedanken zu beherrschen ist eine der schwierigsten Aufgaben, die es gibt. Aber diese einfache Übung entwickelt die Kraft zur Konzentration.

Es ist erwiesen, daß die Beherrschung der Gedanken und eine gute Konzentration eine glücklichere Lebenseinstellung entwickeln. Bekämpfen Sie alle negativen und zerstörenden Gedanken. Dadurch wird Ihre ganze Persönlichkeit gewinnen, und durch Ihre Selbstbeherrschung werden Sie auch guten Einfluß auf andere Leute haben, denn Anziehungskraft und Lebenskraft wirken auf Ihre Umgebung wie die Sonne. Sie wissen sicher, daß es eine Vielzahl von Büchern und Artikeln über positives Denken gibt. Daraus können Sie ersehen, daß etwas dahinterstecken muß.

Wir lassen jetzt einige Konzentrationsübungen und Meditationsthemen folgen, die für den westlichen Menschen besonders geeignet sind. Sie werden, mit gekreuzten Beinen auf dem Boden sitzend, mit geschlossenen Augen und regelmäßiger Tiefatmung durchgeführt.

1. Selbsterkennen. Das sollte Ihre erste Meditationsübung sein. Sie stellt einen Versuch dar, sich selbst zu analysieren und zu erkennen. Richten Sie alle Gedanken auf sich selbst, überprüfen Sie Ihre Fehler und Schwächen, geben Sie sie zu und versuchen Sie, sie zu definieren. Nachdem Sie durch diese Selbstbetrachtung Ihre Schwächen erkannt haben, gehen Sie weiter zu den beiden nächsten Übungen, die den positiven Kampf gegen die jetzt aufgedeckten negativen Seiten Ihres Wesens bezwecken.

2. *Furcht überwinden.* Bewußte oder unbewußte Angst zu überwinden, ist der erste Schritt zur Entwicklung von Charakterstärke und Ausgeglichenheit. Verschaffen Sie sich Klarheit über Ihre Ängste: geistige und körperliche, materielle Verluste, Verlust von Freunden, Gesundheit, Stellung usw. Versuchen Sie, positiv darüber zu denken, sie zu überwinden und über sie hinauszuwachsen. Denken Sie beispielsweise: Auch wenn ich all mein Geld, all meinen Besitz verlieren müßte, wäre es gar nicht so schlimm. Ich würde mein Selbst behalten, das mir niemand nehmen kann. Bezüglich der körperlichen Besorgnisse denken Sie: Ich weiß, daß Angst vor unerwarteten Ereignissen zerstörend wirkt. Sie raubt neun von zehn Leuten die physische und geistige Energie, die sie dann am nötigsten hätten. Ich will meine Kräfte nicht durch Angst zerstören.

3. *Selbstbeherrschung.* Indem Sie alle anderen Gedanken ausschließen, überdenken Sie die Fehler, die Sie an sich entdeckt haben, einen nach dem andern, und überlegen dabei, wie sie gemeistert werden können. Sogar für die »besten« Menschen ist das eine schwere Aufgabe. Beharren Sie aber dabei; konzentrieren Sie sich auf einen Fehler nach dem andern. Unschlüssigkeit, Langeweile, Eifersucht, Gier, Unvermögen, einer Versuchung zu widerstehen, all das sollte ausgemerzt werden, sollten Sie dazu auch ein ganzes Leben benötigen. Versuchen Sie, diese negativen Gefühle in positive

wie Mut, Kraft und Selbstbeherrschung umzuwandeln. Sie werden dadurch schließlich bestimmt völlige Ausgeglichenheit und Gemütsruhe erzielen.

Es gibt noch vier andere gründliche Geistesübungen, die vollständige Entspannung des Nervensystems mit sich bringen und die Kraft zur Konzentration und Vorstellung entwickeln. Diese vier Übungen folgen jetzt.

4. Erschaffung einer Blume. Denken Sie an Ihre Lieblingsblume und stellen Sie sich diese Blume so klar wie nur möglich vor. Die geistige Vorstellung soll so stark sein, daß Sie das Gefühl haben, dadurch die Blume sozusagen selbst zu erschaffen. Versuchen Sie dann, die Blume nicht nur zu sehen, sondern beim Ein- und Ausatmen auch ihren Duft zu riechen. Wenn es Ihnen gelingt, diese Übung gut auszuführen, werden Sie fühlen, daß sie zur vollkommenen Entspannung führt. Yoga lehrt, daß Konzentration auf etwas Schönes hilft, die innere Ruhe zu erlangen.

5. Der geistige Spiegel. Statt eine Blume zu wählen, versuchen Sie bei dieser Übung, Ihr eigenes Selbst so klar als möglich vor sich zu sehen. Studieren Sie jede Einzelheit, genau so, wie wenn Sie sich im Spiegel betrachten. Versuchen Sie sodann, dieses Bild in die Zukunft zu projizieren, unverändert. Diese Übung, eine leichte Form von Selbsthypnose, ist sehr wichtig, um den Alterungsprozeß hinauszuschieben (s. III. Kapitel).

6. Wie eine Wolke fliegen. Legen Sie sich auf den Boden auf den Rücken oder setzen Sie sich mit gekreuzten Beinen hin. Versuchen Sie, Ihren Körper nicht mehr zu fühlen, indem Sie sich auf den Gedanken konzentrieren, daß Sie bei jedem Ausatmen leichter und leichter werden, daß Sie allmählich Ihr ganzes Gewicht verlieren. Die Yogis erzählen von alten Weisen, die sich durch diese Übung und harte Disziplin in die Luft erheben konnten, worauf sie wie eine Wolke davongetragen wurden. Natürlich darf kein Yoga-Schüler des Westens erwarten, daß ihm dies auch gelingen könnte. Aber die Ausführung dieser Übung ist sehr vorteilhaft für das Nervensystem.

7. *Die schützende Hülle.* Setzen Sie sich mit gekreuzten Beinen auf den Boden. Atmen Sie tief und regelmäßig ein und aus. Nehmen Sie bei jedem Einatmen Prana in den Körper auf und stellen Sie sich dabei vor, daß man Sie in einen schützenden Kokon einschließt, von Kopf bis Fuß. Starke Konzentration ist dazu nötig, aber die erfolgreich durchgeführte Übung führt zur Beseitigung aller äußeren Einflüsse wie Geräusche, Licht, Hitze oder Kälte. Sie läßt den Übenden vollständig mit sich selbst allein.

8. Abschließend kann die Übung zur *Sublimierung der Geschlechtskraft* (s. IV. Kapitel) gemacht werden.

9. *Erleuchtung suchen.* Jeder weiß, was innere Erleuchtung ist. Mit dieser Übung entzünden Sie durch Willenskraft dieses Licht. Nachdem Sie die rhythmische Atmung erreicht haben, konzentrieren Sie sich darauf, alle Ihre Gedanken auszuschalten; mögen sie kommen und gehen, achten Sie nicht darauf. Wenn Sie die nötige Ausdauer haben, werden Sie bald bemerken, daß die Gedanken immer seltener kommen. Eines Tages werden Sie Ihr Ziel erreichen, und die absolute Ruhe, die der Erleuchtung vorangeht, wird da sein.

Bemühen Sie sich um eine optimistische, kluge Lebensweise und halten Sie fest daran, daß auf die Dauer alles besser, nie schlechter wird. Gieren Sie nicht nach Dingen, die Sie nicht haben können, und bedauern Sie das, was Sie taten oder nicht taten, nie. Hören Sie auf, negativ zu sein, und raffen Sie sich dazu auf, sich selbst zu helfen. Es ist nicht leicht, für dieses Ziel zu arbeiten, aber es lohnt sich. Geduldige Durchführung der Geistesübungen, verbunden mit kräftigen Körperübungen und regelmäßigen Entspannungsübungen, hilft jeder ruhelosen Frau, innere Ruhe, Kraft und Gesundheit zu finden.

VII Ruhe und Entspannung

Vor einigen Jahren erschien in einer amerikanischen Zeitschrift ein Bild, das eine Menge Leute zeigte, die darauf warteten, an einer Kreuzung eine New Yorker Straße zu überqueren. Die Aufnahme war an einem schönen Sommermorgen gemacht worden, und es waren viele junge Leute in der Menge. Aber jedes Gesicht zeigte Spuren von Anspannung, Unruhe und Ungeduld.

Ein solches Bild sagt mehr über das moderne Leben eines Großstadtbürgers als viele Worte. Neun von zehn Personen leiden bewußt oder unbewußt unter Anspannung und Unruhe; sie finden keine Zeit zum Ausruhen, und wenn sie ruhen, verstehen sie nicht, sich zu entspannen. Nervöse Störungen, Depressionen, Schlaflosigkeit, Kopfschmerzen sind die üblichen Klagen; schlechte Verdauung, Verstopfung, Magengeschwüre und Herzbeschwerden ruinieren so manches Leben. Die Leute laufen mit angespannten Magennerven herum, mit verzerrtem Gesicht und gerunzelter Stirn. Selbst beim Ausruhen sind die Hände geballt, und wenn solche Leute zu Bett gehen, liegen sie in einer verkrümmten Haltung da und wundern sich, daß sie nicht einschlafen können. Selbst jene, die Schlaf finden, beklagen sich, daß sie beim Aufwachen müder sind als vor dem Einschlafen.

Eine Frau, die sich nicht zu entspannen vermag, wird ihr gutes Aussehen nicht lange behalten. Schon in jungen Jahren kann ihre Erscheinung durch Anspannung und ängstlichen Ausdruck zerstört werden, durch geballte Fäuste, durch unruhige Hand- oder Fußbewegungen. Und eine Frau gar, die nicht stillsitzen kann, die mit schriller oder schneidender Stimme spricht, wird nie anziehend wirken, ganz gleich wie fein ihre Züge, wie schön ihre Körperformen sind.

Entspannung

Entspannung sollte nie mit Ausruhen verwechselt werden. Das eine ist ein bewußter und überlegter Prozeß, während das andere oftmals eine zufällige Sache ist, mit verschiedenen Resultaten. Sie können sich für einige Stunden hinlegen, um auszuruhen und stehen dann unerfrischt wieder auf; wenn Sie jedoch lernen, sich zu entspannen, können Sie sich in einigen Minuten vollständig wieder aufladen.

Die Kunst der bewußten Entspannung, die den meisten Stadtbewohnern im Westen unbekannt ist, ist eines der größten Geschenke, die Yoga uns bietet. Aber es ist kein Geschenk, das man gratis bekommt; man muß dafür arbeiten, wenn man den vollen Nutzen haben will. Die Anleitung zu einer geeigneten Übung finden Sie im ersten Abschnitt des VIII. Kapitels. Wenn Sie unter Nervenanspannung leiden, sollten Sie diese Übung so oft wie möglich machen. Selbst gesunde Leute sollten jeden Tag einige Minuten Zeit für die Entspannungsübung finden.

Schlaf

Yoga hat seine eigenen traditionellen Ansichten über den Schlaf. Eine der wichtigsten ist, daß nicht die geschlafenen Stunden zählen, sondern die Qualität des Schlafs und daß durch Verbesserung der Qualität eine größere Erholung in kürzerer Zeit möglich ist. Die Nutzbarmachung dieser Tatsache hat es vielen berühmten Leuten ermöglicht, bei einem Mindestmaß von Ruhe ein anstrengendes Leben mit harten Anforderungen zu führen.

Die Yogis glauben auch, daß die Stellung des Bettes im Schlafraum auf den Schlaf Einfluß hat. Der Körper des Menschen besitzt nämlich ein magnetisches Feld, welches das magnetische Kraftfeld der Erde nicht kreuzen soll. Das ist jedoch der Fall, wenn das Bett beispielsweise in Richtung Ost-West steht; dann wird der Schlaf besonders bei sehr sensiblen Menschen ruhelos sein. Um diese Störung zu vermeiden, sollte das Bett so aufgestellt werden, daß der Kopf des schlafenden Menschen nach Norden weist, während die Füße in Richtung Süden liegen.

Schlaflosigkeit wird oft auch durch schlechte Verdauung und schwere Mahlzeiten vor dem Zubettgehen verursacht. Wenn der Körper zu müde ist, um solche Abendmahlzeiten zu verdauen, wird der Schlaf unruhig und unterbrochen sein. Wenn immer möglich sollte deshalb die Hauptmahlzeit am Mittag genommen werden, während man am Abend nur ein leichtes Essen zu sich nimmt. Läßt sich das nicht einrichten, so sollte das Abendessen früh genug genommen werden, um Zeit zur Verdauung zu haben. In südlichen Ländern Europas, wo man gewohnheitsmäßig spät und schwer zu Abend ißt, bleiben die Leute nachts stundenlang plaudernd oder spazierengehend auf; dafür pflegen sie in den frühen Mittagsstunden der Ruhe. Aber diese Lebensweise läßt sich nicht überall durchführen. Der Mensch muß versuchen, seine Lebensart nach seinen Möglichkeiten einzurichten. Deshalb sollte er auch auf den Einfluß achten, den Tee, Kaffee oder andere stimulierende Getränke vor dem Schlafengehen auf ihn haben und sie bei Schlaflosigkeit meiden.

Das Schlafzimmer soll gut durchlüftet sein und so ruhig und dunkel wie möglich. Wenn Licht oder Lärm nicht vermieden werden können, ist es empfehlenswert, Watte in die Ohren zu stopfen und die Augen mit einem Schal abzudecken. Auch geschlossene Augen sind noch lichtempfindlich.

Eine zu gut gefederte Matratze kann so sehr stören wie eine unbequeme. Sprungfedermatratzen sind viel vorteilhafter, wenn sie Bretter als Unterlage haben.

Nachtkleidung und Bettzeug sollen warm, aber nicht schwer sein, denn wenn der Körper die ganze Nacht über eine Last ertragen muß, werden Sie müde aufwachen. Kissen sollen nicht hoch sein, mit Ausnahme von Sonderfällen wie beispielsweise bei Asthma, Herzbeschwerden usw.

Schuld an Schlaflosigkeit kann auch sein, daß man gerade einige Minuten zu lange aufbleibt. Es kommt nicht darauf an, wie spät es ist; jedermann fühlt, wenn der Augenblick da ist, da er ins Bett gehen sollte. Aber leider wird das oft übersehen. Wir bleiben auf, wir arbeiten, plaudern, lesen weiter, und wenn wir dann endlich ins Bett gehen, ist der Schaden schon da. Wir sind hellwach und können keinen Schlaf finden. Wir liegen stundenlang wach, denken, planen, husten, drehen uns ruhelos hin und her, und so geht die Nacht vorbei, ehe wir die entschwundene Schläfrigkeit wieder erlangt haben. Der Schlaf in den frühen Morgenstunden ist nicht so erfrischend wie der vor Mitternacht; der eine ist der Schlaf der Erschöpfung, der andere der der Erholung.

Zwei wirkliche Vorteile bieten dem schlecht Schlafenden das Tiefatmen bei offenem Fenster vor dem Schlafengehen oder – wenn Sie am Wasser wohnen – das Schwimmen kurz vorher. Meerbäder sind besonders beruhigend und jederzeit vorzüglich, vorausgesetzt, daß die Wirkung nicht durch zu langes Liegen in der prallen Sonne zerstört wird. Aber ein Meerbad abends hilft, den Körper vor dem Schlafen zu entspannen. Vielen an Schlaflosigkeit Leidenden ist auch durch die Dreieckstellung (S. 107) geholfen worden, die lindernd auf das Nervenzentrum im Hinterkopf wirkt; Schaukelbewegung wirkt ähnlich.

Um diese Übung zu machen, heben Sie, auf dem Boden sitzend, die Beine so, daß die Knie parallel zu den Schultern liegen. Fassen Sie die Hände unter den Schenkeln und rollen Sie sanft nach rückwärts, so weit Sie können. Versuchen Sie dabei, mit den Zehen den Boden über dem Kopf zu berühren;

dann rollen Sie nach vorne, bis der Kopf auf den Knien liegt. Rollen Sie 6 bis 8mal hin und her, in langsamer fortwährender Bewegung. Dann strecken Sie die Beine aus, so daß Sie flach auf dem Rücken liegen, und entspannen sich.

Haben Sie alles getan, um sich einen ruhigen Schlaf zu sichern, so müssen Sie versuchen, jede äußere Störung durch Lärm, Licht, unbequemes Bett und Bettzeug, zu hohe oder zu niedrige Temperatur, Verdauungsstörung usw. auszuschalten. Richten Sie Ihr Aufmerksamkeit auf Ihre geistige Stimmung. Es ist nicht möglich, gut zu schlafen, wenn Sorgen, Bitterkeit, Haß oder Neid von Ihnen Besitz ergreifen. Tun Sie gegen diese Ihre Feinde alles, um sie zu meistern.

Diese Übung zur vollständigen Entspannung (S. 90) wird am besten vor dem Schlafengehen ausgeführt, sei es auf dem Boden liegend oder schon im Bett. Erziehen Sie sich von Anfang an zur sorgfältigen Ausführung der Übung; dann werden Sie bestimmt einschlafen, ehe Sie die vierte Stufe beendet haben. Wenn Sie die Übung im Bett machen, schieben Sie das Kissen weg, damit Sie ganz flach liegen.

Yoga empfiehlt vier verschiedene Stellungen für einen ruhigen Schlaf, jede verbunden mit Tiefatmung. Sie werden nicht die ganze Nacht in der gleichen Stellung liegen; aber wenn Sie sich im Tiefatmen trainiert haben, werden Sie in allen vier Stellungen auch im Schlaf regelmäßig atmen.

1. Liegen Sie flach auf dem Rücken, die Fingerspitzen auf dem Solar-plexus (s. S. 91 f.). Tief und langsam ein- und ausatmen. Sie müssen das Auf- und Absteigen des Unterleibs fühlen. Diese Bewegung hat eine hypnotische Wirkung, die bald Schläfrigkeit verursacht.

2. Legen Sie sich flach auf den Bauch, mit dem Gesicht nach rechts oder links, Arme schlaff an den Seiten des Körpers. Auch hier werden Sie das Kissen wegschieben müssen, um bequem zu liegen.

3. Auf der linken Seite liegen, das linke Knie gebeugt, lin-

ker Arm unter dem Kopf ausgestreckt, rechter Arm hinter dem Rücken liegend. Machen Sie rhythmische Bauchatmung, den Bauch beim Einatmen anheben, beim Ausatmen einziehen.

4. Die gleiche Übung wie unter Punkt 3, auf der rechten Seite liegend.

Depression

Depression ist ein gefährlicher und heimtückischer Zustand, und wenn eine Frau einmal davon befallen ist, ist es schwer, sie davon zu befreien. Wenn keine körperlichen Ursachen wie Leberstörungen, Blutarmut oder Erschöpfung nach einer Geburt vorhanden sind, muß sie mit aller Bestimmtheit und Ausdauer bekämpft werden. Eine pessimistische, schwermütige Lebenseinstellung verjagt die Freude. Kämpfen Sie gegen solche Zustände, indem Sie sich beschäftigen, durch Übungen und vollständige Entspannung, um Ihr Nervensystem aufzufrischen.

Da Depressionen meist mit gesunkener Vitalität zusammenhängen, sind Übungen, die die Schilddrüse stimulieren, empfehlenswert, denn diese Drüse und die Nebenschilddrüsen beeinflussen unsere Lebenskraft und unsere Lebenseinstellung stark. Die Umkehrstellungen wie Kerze (S. 104 f.) und Kopfstand (S. 108 f.) sind zwei der wichtigsten Übungen in diesem Zusammenhang; aber auch vollständige Entspannung sollte so oft als möglich geübt werden; gut sind auch die Vogel- und Rabenstellung (S. 123/124) und die Drehübung (S. 116).

Die geistigen Übungen auf den Seiten 73 ff. (Selbsterkennen und Selbstbeherrschung) sind ebenfalls wichtig, um gegen Depressionen und negative Lebenseinstellung anzukämpfen.

Der Fall einer Yoga-Schülerin, Frau C., sollte für alle

Frauen, die in dieser Beziehung Hilfe nötig haben, ermutigend sein. Diese Dame, die auf ärztliche Empfehlung in unsere Yoga-Schule kam, war 48 Jahre alt. Bei einer Kropfoperation hatte man ihre Schilddrüse entfernt. Daraufhin war sie sehr dick geworden und sah 20 Jahre älter aus als sie in Wirklichkeit war. Sie litt an hartnäckigen schweren Depressionen und Nervenstörungen.

Als sie zum erstenmal in unsere Schule kam, war sie so schwer und steif, daß sie nicht imstande war, auch nur die Füße vom Boden zu heben, um die Kerze zu machen. Und als ihr geholfen wurde, konnte sie sich in dieser Stellung nicht halten. Sie vermochte sich nicht zu biegen; sie hatte kein Gleichgewichtsgefühl. Auf den ersten Blick schien sie ein hoffnungsloser Fall zu sein. Aber sie hatte unendlich viel Mut und Entschlossenheit und wollte ihrer Unbeholfenheit Meister werden. Sie übte täglich, bis sich ihre Muskeln lösten. An einem Tisch oder an einer Wand übte sie die Umkehrstellungen, bis sie sich halten konnte. Sie begann eine neue Diät. Sie verlor dadurch ihr Übergewicht, und nach vier Monaten Yoga, eine Stunde wöchentlich, war sie fähig, alle Umkehrstellungen, Dehn- und Beugeübungen auszuführen; sie hatte ihre Beine so trainiert, daß sie den Lotus-Sitz machen und ohne Hilfe auf dem Kopf stehen konnte. Diese bewundernswerte Frau, die vorher durch einen Unfall ein Auge verloren hatte, erklärte, daß sich durch Yoga ihr Leben vollständig geändert habe. Sie ist jetzt eine sehr tätige, frohe und beliebte Persönlichkeit.

ZWEITER TEIL

Übungen und Stellungen

Sofern Sie den ersten Teil dieses Buches gründlich gelesen haben, wissen Sie nun, daß Yoga nicht nur aus Körperübungen besteht, daß man vielmehr, wenn man wirkliche Vorteile davon haben will, auch Geist und Charakter einbeziehen muß. Diese Tatsache muß man bei der Yoga-Schulung, die in diesem Teil beschrieben wird, ständig berücksichtigen.

Lassen Sie sich nicht entmutigen, wenn Ihnen eine Übung schwierig oder gar unausführbar erscheint. Die meisten können bei konzentriertem, ausdauerndem Üben gemeistert werden; gelingt Ihnen das einmal nicht, so wird die betreffende Übung durch eine andere ersetzt. Es ist ein Vorteil, alle Übungen und Stellungen zu meistern; wichtiger ist jedoch der Versuch, die Übungen auszuführen, weil dabei Geist und Charakter mitwirken. Darin unterscheidet sich Yoga von andern Methoden zur Körperkultur.

Forcieren oder überanstrengen Sie Ihren Körper nie, und lassen Sie sich nicht abschrecken aus Angst vor Mißerfolg oder durch den Gedanken, eine komische Figur zu machen. Im allgemeinen sind Frauen immer bereit, alles zu versuchen, was ihnen hilft, ein Ziel zu erreichen, besonders wenn das Ziel zu einem besseren Aussehen führt. Wir haben viele Frauen jeden Alters gesehen, die mit Ausdauer schwierige Übungen versuchten und dabei oft körperliche Beschwerden überwanden.

Wir haben von den 84 traditionellen Yoga-Stellungen und Übungen 39 ausgewählt, die vor allem für Frauen wichtig sind. Wir haben Übungen eingeschlossen, die verschiedene Körperteile verschönern. Einige der Übungen stammen aus einer Reihe, die man im Fernen Osten »Magie der langsamen Bewegungen« nennt, eine im Westen nicht sehr bekannte Methode, die Ähnlichkeit mit der alten chinesischen Gymnastik hat. Diese Übungen sind körperbauend und körperformend und müssen sehr langsam ausgeführt werden, wobei konstruktive Geisteskraft mitwirken muß. Sie sollten vor einem Spiegel gemacht werden, damit alle Muskeln beobachtet werden können.

Wichtig ist, sich bei jeder Übung zu erinnern, daß alles, was Sie in der Yoga-Schule tun, einen Grund und einen Zweck hat. Auch die kleinste Bewegung wurde sorgfältig ausgedacht und wegen einer bestimmten Wirkung auf einen Muskel, eine Drüse, ein Nervenzentrum eingefügt. Oft gibt es von einer Übung Variationen, die einander sehr ähneln; aber Sie werden bald merken, daß in der Stellung eines Fußes oder Beines eine kleine Verschiedenheit besteht; dadurch wird die Wirkung auf eine andere Stelle gelenkt. Das Verstehen dessen, was Sie tun, hilft Ihnen, die Übungen mit größerem Nutzen und größerer Freude zu machen.

VIII Entspannen und Muskeln lösen

Vollständige Ruhe (Savasana)

Die Yoga-Stellung zur Entspannung ist eine aus vier Stufen bestehende Übung; sie wird flach auf dem Rücken liegend – auf dem Boden oder einer harten Unterlage – ausgeführt. Beide Arme liegen schlaff an den Körperseiten, beide Augen sind geschlossen (Bild 1).

1. Beginnen Sie bewußt, die Muskeln von der Zehe aufwärts, Füße, Knöchel, Waden, Knie, Schenkel, Bauchmuskeln, Brust und Schultern, Arme und Hände, Gesichtsmuskeln zu entspannen. Rollen Sie die Augen unter den geschlossenen Lidern nach oben; lassen Sie den Unterkiefer schlaff hängen; versuchen Sie, die Zunge zu entspannen, und wischen Sie jede Spannung, jede Neigung zum Stirnrunzeln weg. Jeder Muskel sollte entspannt und der Körper weich und leblos sein. Nach einigen Minuten prüfen Sie im Geist, ob nirgendwo eine Neigung zu einer Spannung besteht. Da das Kreuz am schwersten zu entspannen ist, wird oft übersehen, daß es noch gar nicht entspannt ist. Wenn Sie merken, daß ein Muskel widersteht, versuchen Sie, ihn zu beeinflussen, bis er sich ergibt. Nur starke Willenskraft kann den Widerstand brechen.

2. Sind die Muskeln entspannt, versuchen Sie, auch das Nervensystem zu entspannen, also das Gefühl innerer Spannung loszuwerden. Das nennt man Zurückziehen der Nervenkraft. Das Nervensystem zu entspannen ist schwieriger als die Muskelentspannung. Vielleicht gelingt es Ihnen leichter, wenn Sie an eine wirkliche Zurückziehung denken, etwa an eine Welle, die alle Impulse aus den Nervenkanälen abzieht und sie leer und schlaff macht. Stellen Sie ein Gefühl des Sichgehenlassens her, denken Sie, daß nichts eine Rolle spielt, und ergeben Sie sich dem Gedanken, daß Ihr Körper leichter und

Bild 1: Völlige Entspannung

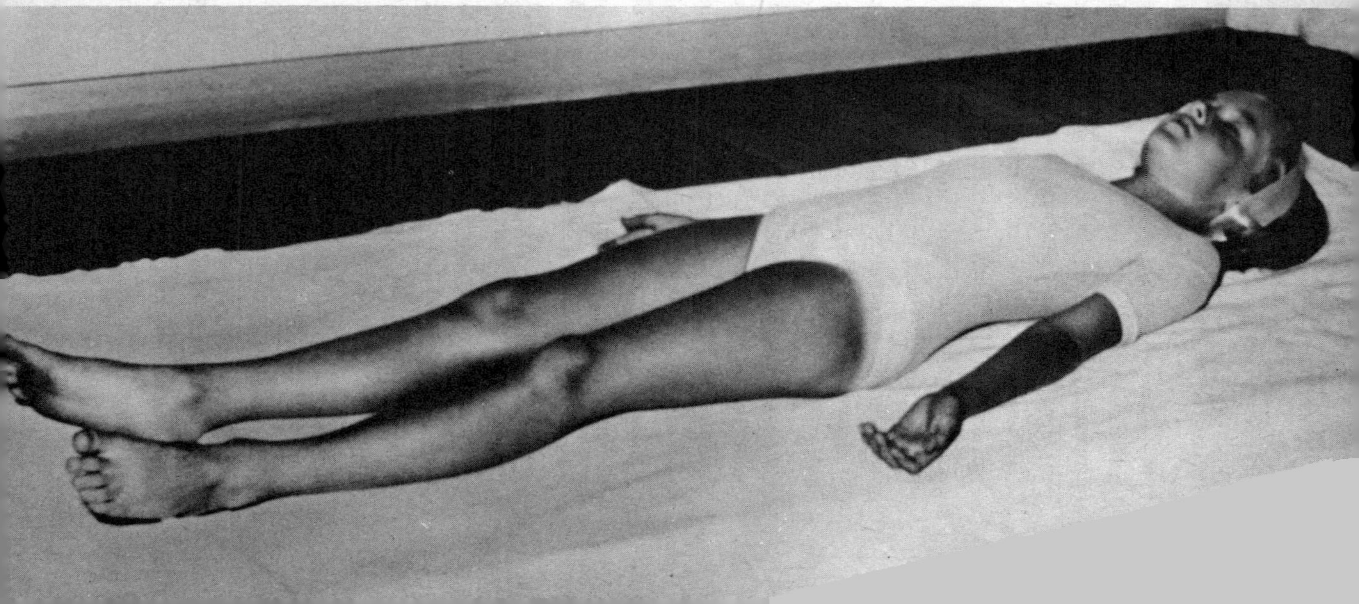

leichter und schließlich leblos wird, daß Sie nicht einmal mehr Ihre Hand heben können, daß Sie tiefer und tiefer fallen.

3. Beginnen Sie mit tiefer, rhythmischer Atmung, üben Sie die Yoga-Vollatmung (S. 95); wölben Sie den Bauch gut heraus, wenn Sie einatmen; ziehen Sie ihn zurück beim Ausatmen. Bei jedem Atemzug denken Sie daran, daß Sie Prana mit der Luft einatmen; beim Ausatmen stoßen Sie nur die Luft aus, während das Prana im Körper zurückbleibt, so daß Sie es überall hinleiten können. Beim rhythmischen Atmen tun Sie zwei Dinge: Durch Einatmen von Prana laden Sie den Körper neu auf, wie ein entladener Akkumulator durch Stromzufuhr aufgeladen wird. Durch das allmähliche Ausatmen verlangsamen Sie das Lebenstempo Ihres Körpers und entspannen ihn. Tiefatmung wirkt belebend und beruhigend.

4. Jagen Sie alle Ihre Gedanken fort; versuchen Sie, sich vom Alltag zu lösen; schütteln Sie alle Sorgen und jede Verantwortung ab. Fliehen Sie vor allem und gehen Sie in Gedanken an einen schönen, friedlichen Ort, wo das Leben so ist, wie Sie es lieben. Yoga nennt das »Kleiner Ausflug vom physischen Körper«. Sie sollen daraus in Gedanken einen wirklichen Ausflug machen; Sie sollten fest an dem Platz sein, den Sie sich vorstellen, genau so fest, wie Sie in Ihrer wirklichen Umgebung sind. Schieben Sie schließlich auch diese Vorstellung beiseite und versuchen Sie, sich für einige Sekunden so zu fühlen, als ob Sie nicht da seien. Das ist von allem das Schwierigste und kann nicht plötzlich erreicht werden. Vielleicht gelingt es Ihnen besser, wenn Sie die Augen unter den geschlossenen Lidern rollen. Erfolg bei diesem Teil der Übung führt zur vollständigen Entspannung und Ruhe. Abschließend strecken Sie die Arme hoch, gähnen kräftig und öffnen die Augen.

Diese Stellung, die im Sanskrit Savasana heißt und die man auch »Die Stellung des toten Mannes« nennt, entspannt, richtig ausgeführt, nicht nur Muskeln, sondern auch das Nervensystem und den Geist. Die Übung wird zu Beginn und am Schluß jeder Yoga-Stunde gemacht, aber sie kann natürlich auch sonst zu jeder Zeit durchgeführt werden. Einige Minuten einer solchen vollkommenen Entspannung entsprechen einigen Stunden Schlaf. Machen Sie die Übung, wann immer Sie es ermöglichen können, während fünf bis zehn Minuten. Ältere Leute ziehen größeren Vorteil daraus, wenn sie längere Zeit für diese Übung aufwenden. In Fällen von Überanstrengung, Schlaflosigkeit, nervösen Störungen, bei hohem Blutdruck oder Herzbeschwerden ist diese Übung von besonders großem Nutzen.

Muskeln lösen

Ehe mit der richtigen Vollatmung und andern Übungen begonnen wird, sollte der Körper durch einige Vorübungen erwärmt werden, um die Muskeln zu lösen.

1. Lassen Sie bei entspanntem Körperzustand die Schultern rotieren, jede für sich; konzentrieren Sie sich dabei auf das Rückgrat (Fig. 2). Zuerst geht die Bewegung nach vorne, etwa

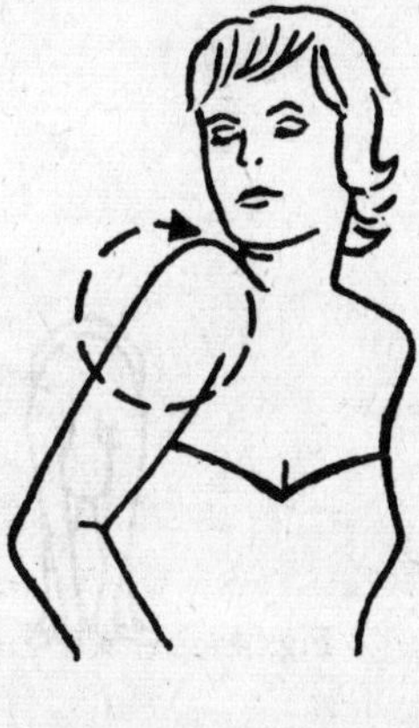

Fig. 2

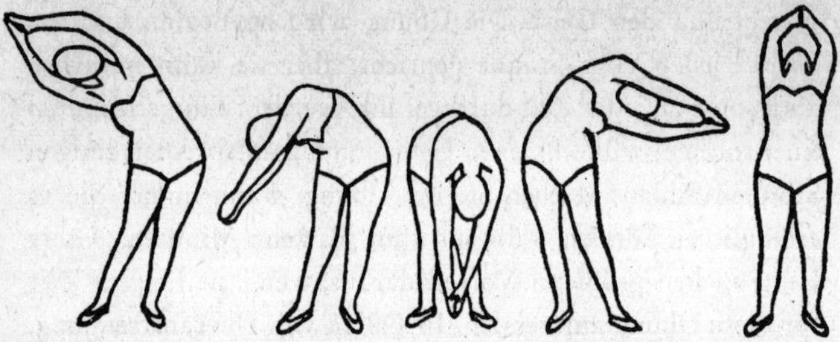

Fig. 3

sechsmal auf jeder Seite. Hernach soll die Rotation rückwärts erfolgen, wiederum sechsmal auf jeder Seite. Schließlich lassen Sie beide Schultern zusammen rotieren, erst in einer kreisförmigen Bewegung vorwärts, dann rückwärts.

2. Verbinden Sie die muskellösenden Bewegungen mit einer leichten Kreisbewegung der über dem Kopf hochgestreckten Arme (Fig. 3).

3. Recken Sie die Arme hoch über den Kopf, lassen Sie den Körper weich nach vorne fallen, aus der Hüfte heraus. Versuchen Sie dabei, mit den Fingerspitzen den Boden zu berühren. Die Bewegung muß weich sein, ohne die geringste Steifheit oder den geringsten Widerstand (Fig. 4).

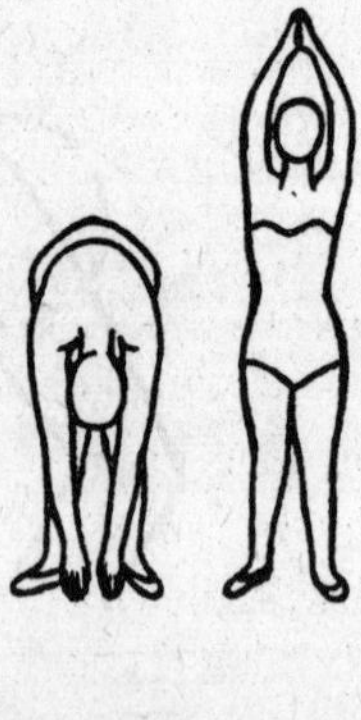

Fig. 4

IX Atemübungen

Wir haben schon früher erklärt, daß Hatha-Yoga auf der Atmung basiert, daß eines seiner Hauptziele die Atemkontrolle ist und daß die Yogis glauben, durch eine solche Kontrolle der Atmung sei der Mensch imstande, sein ganzes Leben zu beherrschen. Dieses Ziel wird dadurch erreicht, daß man lernt, Prana (= Lebenskraft), das wir mit der Luft einatmen, in jeden einzelnen Körperteil zu führen.

Diese Prana-Theorie muß von jeder Yoga-Schülerin, die wirkliche Fortschritte machen will, angenommen werden, denn sie gehört zu den Grundlagen der Yoga-Philosophie. Die höheren Trainingsformen unterliegen alle der Atemkontrolle, und Yoga-Schulen für Fortgeschrittene verwenden auf Pranayama-Übungen mehr Zeit als auf die Körperübungen. Daß die Existenz von Prana noch nicht allgemein anerkannt ist, sollte kein Grund dafür sein, an dem Vorhandensein zu zweifeln. Schließlich wußte man vor fünfzig Jahren auch noch nichts von Vitaminen. Nach der Yoga-Lehre kann Prana im Körper behalten und bewußt in die verschiedenen Körperteile geleitet werden, mit wiederbelebender Wirkung. Ein echter Yogi kann lange Zeit ohne Nahrung leben, nur mit Prana, denn er weiß, wie er seine Körperzellen durch die Atmung nähren kann. Für uns gilt einfach, daß wir damit ein Gefühl des Wohlbefindes und einer Verbesserung der Gesundheit und Lebenskraft erzielen; das sind sicherlich sehr wesentliche Errungenschaften.

Der Sitz der Lebenskraft ist das Sonnengeflecht, und dieses Organ ist wiederum die Speicherkammer für Prana. Es gibt viele Atemübungen, die Prana direkt zu diesem Zentrum führen und andere, die es zu verschiedenen Körperteilen leiten. Um das zu erreichen, müssen Geist und Lebenskraft zusammenarbeiten. Im allgemeinen sind die Atemübungen selbst leicht auszuführen. Der wirklich schwierige Teil ist die Kontrolle des Geistes, um ihn beim Training zur Mitarbeit zu zwingen.

Die Yoga-Atmung ist eine Vollatmung, durch die jeder Teil der Lungen mit Luft gefüllt wird, was die Versorgung mit Sauerstoff vergrößert.

Während Sie einatmen, pressen Sie den Bauch heraus; diese Bewegung senkt das Zwerchfell, und dadurch füllt sich zunächst der untere Teil der Lungen mit Luft. Dann füllt sich der mittlere Teil durch Ausdehnung des Brustkastens, und schließlich auch der obere Teil durch Heben und Ausdehnen der oberen Rippen. Das geschieht alles durch eine sanft fließende Bewegung, ohne den geringsten Druck.

Beim Ausatmen ziehen Sie den Bauch ein; dadurch wird das Zwerchfell gehoben, die Rippen kehren an ihren normalen Platz zurück, und die Luft wird aus den Lungen gepreßt.

Wenn Sie sich diese Bewegungen im Bilde vorstellen, erkennen Sie sogleich, wie wichtig die Beteiligung des Unterleibes für das Yoga-Atmen ist.

Legen Sie Ihre Hände auf den Unterleib und üben Sie so: Atmen Sie durch die Nase ein, zählen Sie bis sechs, atmen Sie aus und zählen Sie wiederum bis sechs. Dieser langsame Rhythmus von etwa 5 Atemzügen je Minute – statt der sonst üblichen 15 bis 20 Atemzüge – ist das richtige Tempo für Tiefatmung. Beim Atmen werden Sie merken, wie Ihre Fingerspitzen auseinander und dann wieder zusammengehen; die Ausdehnung und das Zusammenziehen des Unterleibs macht sich so kund.

Pranayama-Übungen, die den Körper kräftigen

Bei all diesen Übungen wird der Atem zunächst angehalten und dann, indem Sie sich auf das Sonnengeflecht konzentrieren, ausgehaucht. Durch die geistige Vorstellung wird so dem Sonnengeflecht Prana zugeführt.

1. Aufrecht stehen. Voll einatmen, Atem so lange als möglich anhalten. Ausatmen und durch die Vorstellung Prana in das Sonnengeflecht leiten.

2. Einatmen. Arme nach vorne hochheben, parallel zum Boden. Ergreifen Sie in der Vorstellung einen Stock, während Sie den Atem anhalten. Hände wieder öffnen, ausatmen und Arme langsam senken.

3. Einatmen. Atem anhalten, indem Sie jeden Muskel Ihres Körpers straffen. Ausatmen, Körper entspannen.

4. Einatmen. Körper strecken und sich auf die Zehenspitzen heben. Atem anhalten, solange es geht. Ausatmen und wieder in die normale Aufrechtstellung zurückkehren.

5. Einatmen. Beide Arme seitlich über den Kopf heben, Handflächen aneinandergelegt. Atem anhalten. Ausatmen und Arme seitlich langsam senken.

6. Einatmen. Die Handflächen vor der Brust zusammenpressen. Atem anhalten. Ausatmen, Pressung der Hände lösen und Arme senken.

7. Einatmen. Atem anhalten. Kombinieren Sie die beiden vorangehenden Übungen. Heben Sie die Arme über den Kopf, Handflächen aneinandergepreßt. Arme langsam senken bis Brusthöhe. Ausatmen und Arme ganz senken.

8. Ha-Atmung (Reinigende Atmung). Mit gespreizten Beinen aufrecht stehen. Tief einatmen, die Arme von der Seite über den Kopf heben. Beugen Sie den Oberkörper nach vorne, lassen Sie auch die Arme nach vorne fallen und blasen Sie den Atem stark durch den Mund aus; lassen Sie den Körper weich aus der Taille hängen, Arme lose baumelnd, Kopf zwischen den Armen, stoßen Sie noch immer Atem aus, als würden Sie die Silbe Ha wiederholen. Heben Sie den Körper wieder hoch, und wiederholen Sie diese Atemübung zweimal.

Die Ha- oder Reinigungsatmung wird die Lunge vollständig mit frischer Luft füllen, sie aber auch von der müden, abgestandenen Luft befreien. Sie sollte nach jeder Gruppe von Atemübungen dreimal ausgeführt werden. Sie ist ein wichtiges Hilfsmittel, den Körper jederzeit, wenn er müde ist, zu erfrischen und zu beleben.

Weitere Atemübungen:

9. Tief einatmen. Arme nach vorne heben. Atem anhalten, Fäuste ballen, Arme in Schulterhöhe zurückwerfen. Dann nach vorne ausstrecken, wieder zurückwerfen. Arme senken und durch den Mund ausatmen.

10. Einatmen. Atem anhalten. Die Arme nach vorne heben, vor der Stirne kreuzen und im Kreis zweimal schwingen. Am Schluß des zweiten Kreises Richtung ändern und entgegengesetzt zweimal im Kreis schwingen. Zuerst werden also die Arme nach vorne aufwärts, dann nach vorne abwärts geschwungen. Hernach Arme senken und durch den Mund ausatmen.

11. Einatmen. Atem anhalten. Brust rasch mit den Fingerspitzen klopfen. Kopf auf eine Seite drehen und in einer Folge von kurzen Atemstößen durch den Mund ausatmen.

12. Langsam einatmen. Atem anhalten. Die unteren Rippen durch leichtes Klopfen massieren. Kopf zur Seite drehen und langsam durch den gespitzten Mund ausatmen.

Beenden Sie diese Übungen mit der Ha-Atmung.

Wenn immer möglich, sollten den Pranayama-Übungen täglich 3 bis 5 Minuten gewidmet werden. Um wirkungsvoll zu sein, sollten mindestens 60 Tiefatmungen während des Tages gemacht werden. Die beste Zeit ist morgens gleich nach dem Aufstehen; wenn Sie aber an Schlaflosigkeit leiden, werden Tief- und Vollatmungen am offenen Fenster vor dem Schlafengehen für Sie nützlich sein.

X Körperübungen

Sitzstellungen

Die bekanntesten Sitzstellungen sind die mit gekreuzten Beinen: der Schneidersitz, der Halb-Lotus-Sitz, der Lotus- oder Buddha-Sitz, die freie Haltung. Alle werden nachfolgend beschrieben, ebenso eine zusätzliche Sitzhaltung, die »Haltung eines Helden«.

Die Körperstellungen mit gekreuzten Beinen sind die üblichen Yoga-Stellungen bei Ausübung der Meditation; sie werden aber auch für Atemübungen und besonders für Übungen zur Entwicklung der Geisteskraft eingenommen. In diesen Stellungen, besonders im Lotus-Sitz, verlangsamt sich die Blutzirkulation in den Beinen; dafür wird das Blut stärker in die oberen Körperteile, eingeschlossen den Kopf, geleitet, so daß das Hirn kräftig durchblutet wird und besser arbeitet. Rücken und Nacken werden in einer geraden Linie gehalten, und die Hände ruhen in entspannter Form auf den Knien. Die Hände können auch leicht zusammengelegt werden, oder so, daß eine Hand auf der andern nahe am Körper liegt, beide Handflächen nach oben, also der rechte Handrücken in der linken Handfläche liegend.

Der Lotus-Sitz verlangt viel Übung. Frauen mit kurzen Beinen oder schweren Schenkeln haben damit besondere Mühe. Deshalb sollte zuerst der sogenannte Schneidersitz, den man auch »leichte Haltung« nennt, geübt werden.

1. Schneidersitz. Mit gekreuzten Beinen, Hände auf den Knien ruhend, Rücken und Nacken in einer geraden Linie (siehe Umschlagbild).

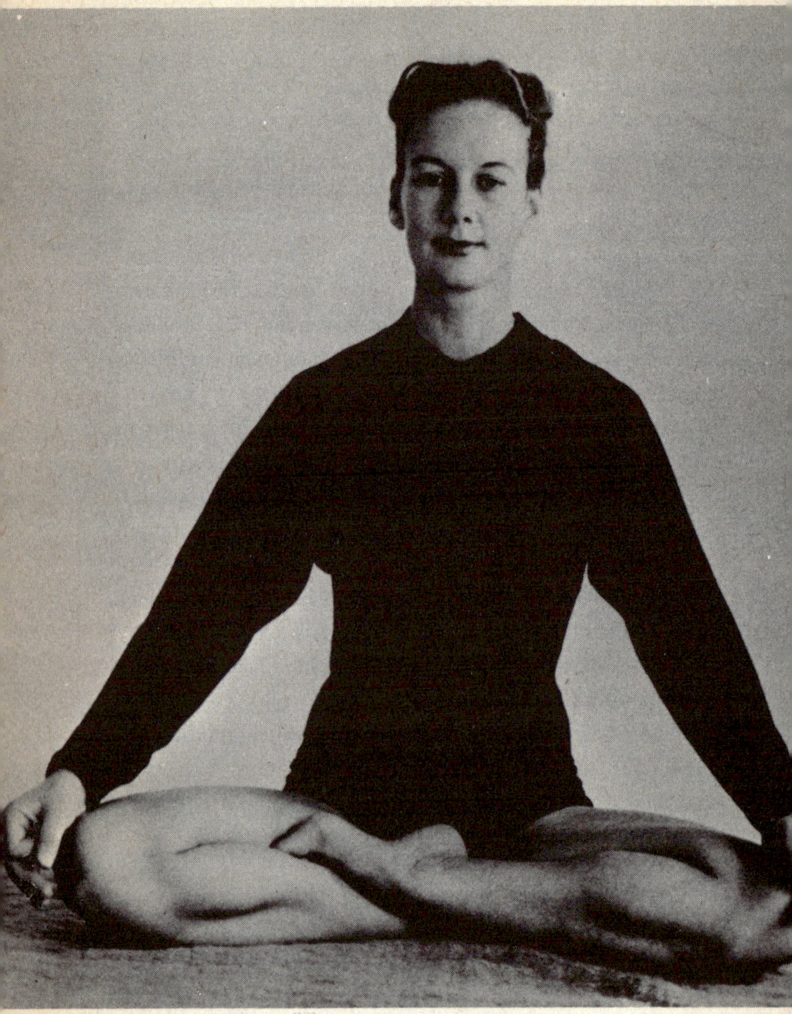

Bild 2: Sitzhaltung eines Eingeweihten

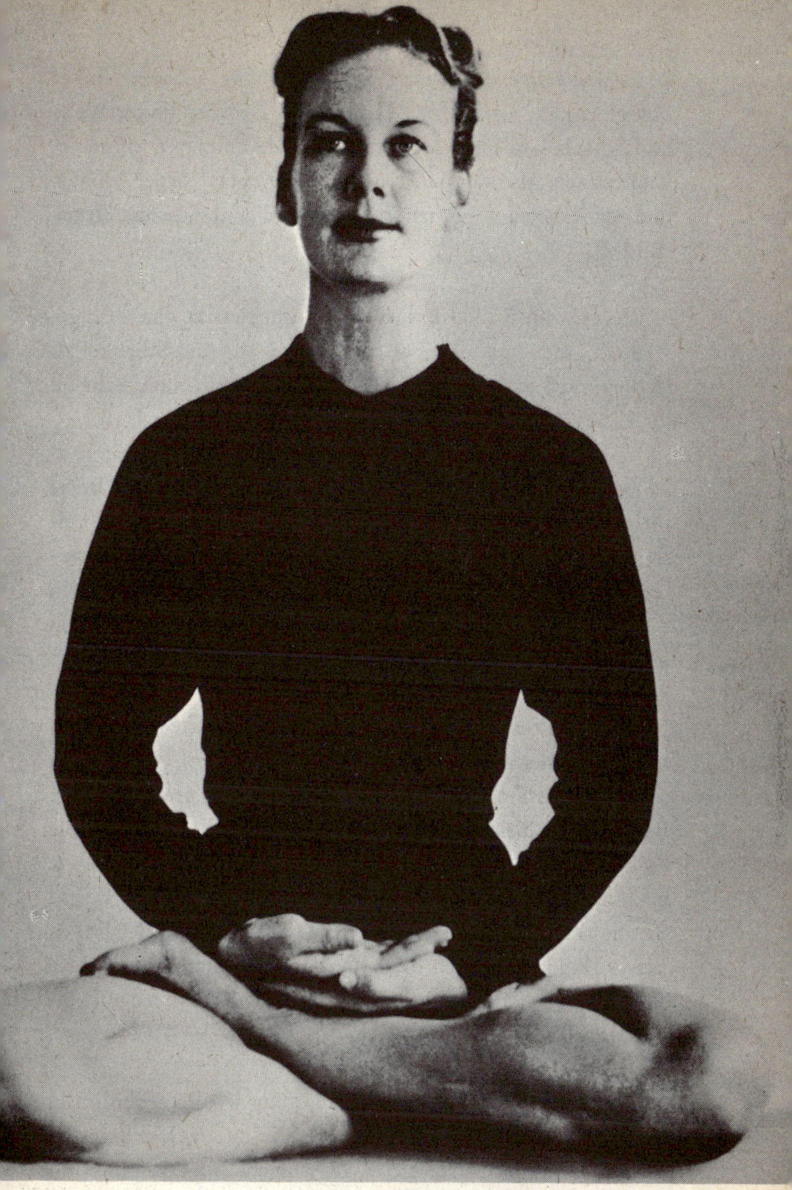

Bild 3: Lotus

2. Schneidersitz eines Eingeweihten. Beine gebeugt, linker Fuß ganz nahe am Körper, rechter Fuß zwischen linker Wade und Schenkel. Wenn es bequemer geht, kann man auch umgekehrt sitzen, also den rechten Fuß nahe zum Körper bringen und den linken zwischen rechte Wade und Schenkel legen (Bild 2).

3. Halb-Lotus-Sitz. Ähnlich dem Schneidersitz eines Eingeweihten, aber statt den Fuß zwischen Wade und Schenkel zu stecken, muß man ihn höher legen, auf den Schenkel, nahe an die Leisten.

4. Lotus- oder Buddha-Sitz. In dieser Haltung sind die Beine ineinander verschlungen; mit den Fersen wird nahe den Leisten auf die Hauptarterie gedrückt. Dieser Druck verlangsamt die Blutzirkulation in den Beinen und leitet das Blut in die oberen Körperteile und in den Kopf, wodurch, wie schon oben betont, das Hirn belebt und klar wird (Bild 3).

5. Freie Haltung. Die Beine sind nicht in üblichem Sinne gekreuzt, sondern das eine liegt vor dem andern, wobei man die Knie so stark wie möglich auf den Boden preßt (Bild 4). Beginnen Sie beispielsweise mit dem linken Bein, beugen Sie es, bringen Sie die Ferse recht nahe zum Körper, ähnlich wie beim Schneidersitz oder beim Halb-Lotus-Sitz. Dann bringen Sie die rechte Ferse davor, möglichst auf die Linie der linken Ferse. Dadurch werden die Knie stark auseinander und nach oben gespreizt; am Anfang werden Sie die Knie mit den Händen zum Boden drücken müssen.

6. Haltung eines Helden. Diese Haltung wird gewöhnlich in Verbindung mit Geistesübungen, welche die Entwicklung der inneren Kräfte anstreben, eingenommen. Man beginnt mit dem rechten Bein, beugt das Knie und bringt das Bein an die

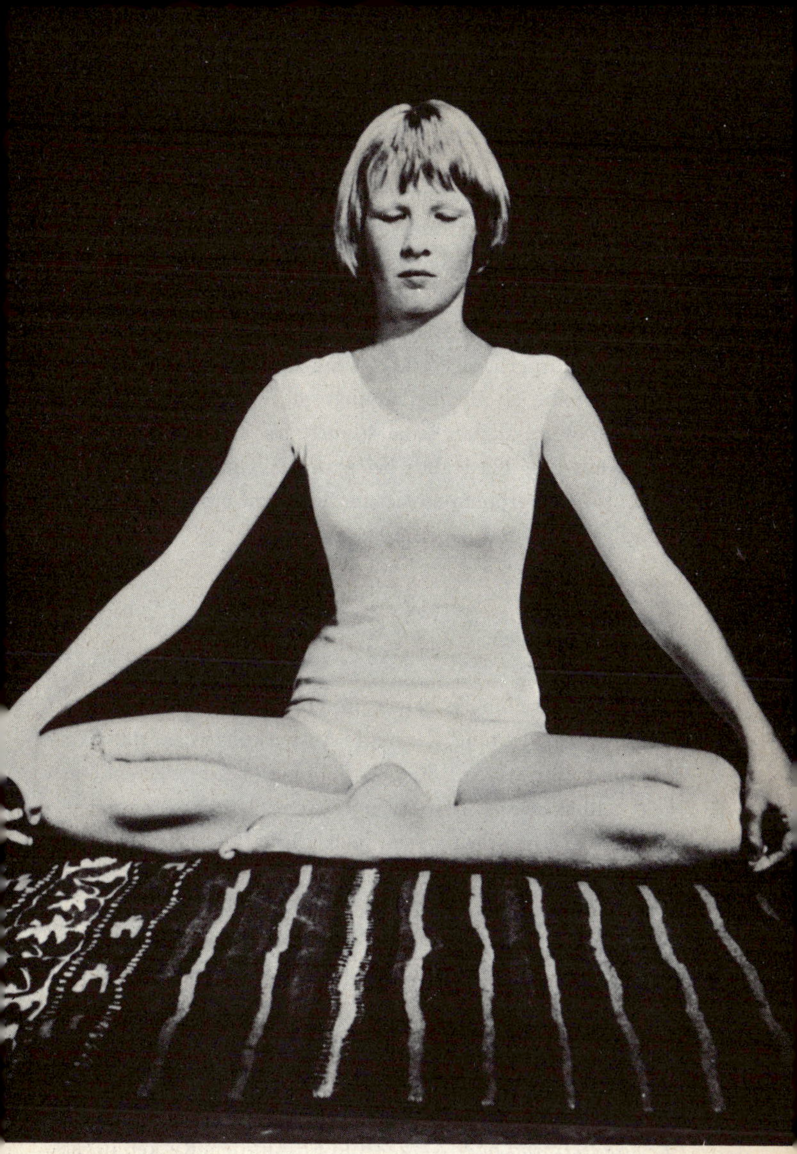

Bild 4: Freie Sitzhaltung

rechte Körperseite, so daß das Knie nach vorne, der Fuß nach hinten liegt. Dann hebt man den linken Fuß in der Halb-Lotus-Sitzhaltung auf den rechten Schenkel. Diese Stellung halten, solange es geht, und rhythmisch atmen. Konzentrieren Sie Ihre Gedanken darauf, die innere Kraft und Ihren Mut zu stärken. Beine wechseln und Konzentration weiter halten.

Abgesehen von der Wichtigkeit dieser Haltung für die Meditation, haben diese Stellungen mit gekreuzten Beinen auch eine gute körperliche Wirkung: Sie sind besonders im Hinblick auf eine Geburt bedeutungsvoll; vom Lotus-Sitz sagt man geradezu, daß er eine schmerzlose Geburt erleichtert. Der Lotus-Sitz wird auch bei gewissen Unterleibsstörungen (s. S. 162) empfohlen sowie zur Entwicklung des seelischen Gleichgewichts und des Selbstvertrauens.

Umkehrstellungen

Die Umkehrstellungen haben im Yoga-Training eine außerordentliche Bedeutung, denn ihre Auswirkungen auf den Körper sind sehr wesentlich. Die fünf hier beschriebenen Umkehrstellungen erhalten das jugendliche Aussehen, sie verzögern die Alterserscheinungen, heilen Schlaflosigkeit und Nervenstörungen und beleben die Geisteskraft. Alle diese Resultate werden durch die Beeinflussung der Blutzirkulation erzielt, da dadurch den Drüsen und den Nervenzentren vermehrt Blut zugeführt wird. Die Umkehrstellungen wirken auch dem Einfluß der Schwerkraft entgegen, die das Absacken des Gewebes und das Verschieben von lebenswichtigen Organen verursacht.

1. Schulterstand oder Kerze (Bild 5). Auf dem Rücken liegen. Beine und Rumpf langsam bis zur Senkrechten heben; Körper dadurch stützen, daß man die Hände nahe den Schulterblät-

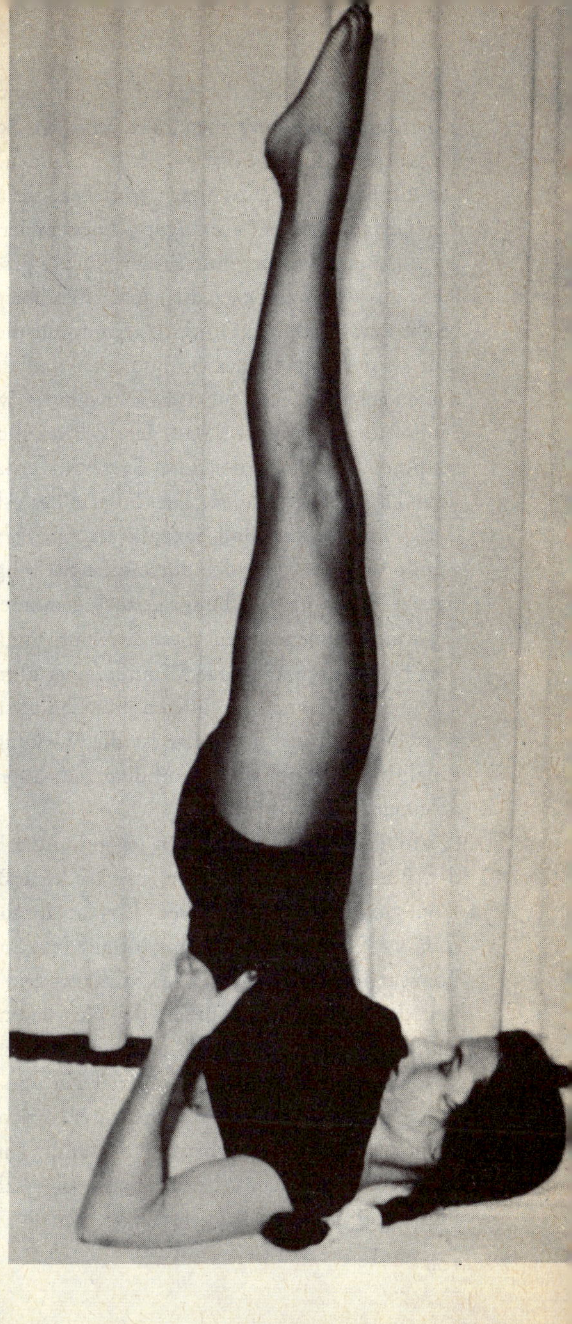

Bild 5: Kerze

tern placiert, so daß das ganze Körpergewicht auf den Ellbogen und den Oberarmen ruht. Von den Schultern aus soll der Körper eine möglichst gerade Linie bilden. Das Kinn wird auf die Brust gepreßt. Augen schließen, tief atmen, sich auf den Gedanken der Verjüngung konzentrieren und darauf, was in dieser Stellung mit Ihrem Körper geschieht. Das Blut fließt aus den gehobenen Beinen in den übrigen Körper und belebt ihn; durch den Druck des Kinns auf die Brust wird das Blut in der Region der Schilddrüsen und der Nebenschilddrüsen gehalten, was auf diese sehr günstig wirkt. Durch den Einfluß der Schilddrüse und der Nebenschilddrüsen auf den restlichen Teil des endokrinen Systems werden auch alle andern Drüsen aufgeladen. Die Folgen des Alterns – Schwächung von Geistes- und Sexualkraft, Übergewicht und mangelnde Vitalität – werden durch diese Stellung, eine der wichtigsten Hatha-Yoga-Übungen, stark gemindert.

Anfängerinnen sollen diese Stellung zunächst nur kurze Zeit beibehalten, ein paar Minuten, aber allmählich auf zehn Minuten ausdehnen. Je länger die Schulterstellung gehalten werden kann, um so größer ist die Wirkung. Hat man anfänglich Schwierigkeiten, kann man sich an einer Wand oder an einem Tisch abstützen.

Vor dem Herunterkommen legen Sie die Hände flach auf den Boden und versuchen, mit gestreckten Beinen über dem Kopf den Boden zu berühren. Das ist die sogenannte *Pflugstellung*. Bleiben Sie etwa eine Minute lang in dieser Stellung, konzentrieren Sie sich auf das Rückgrat und auf den Gedanken, daß dadurch die Wurzeln der Nerven im Rückgrat durch Zuführung eines erhöhten Blutstromes belebt werden.

Atmen Sie bei dieser Übung tief ein und aus. Und dann kommen Sie langsam wieder herunter, mit völlig gestreckten Beinen. Jetzt wird der Körper vollständig entspannt. Auch in allen folgenden Umkehrstellungen soll während der Ausübung tief und langsam geatmet werden.

2. *Ellbogenstand oder Halbkerze.* Diese Übung ist der vorangehenden recht ähnlich, aber anstatt den Rücken mit den Händen zu stützen, werden die Hüften gestützt; so daß der Körper mit den senkrecht gehobenen Beinen einen Winkel von etwa 30° bildet. Dadurch wird das Blut ins Gesicht geführt und jede Zelle des Gewebes belebt. Regelmäßig durch die Nase atmen.

Die Halbkerze verhütet Runzeln und erhält das jugendliche Aussehen auf viele Jahre hinaus. Um das beste Resultat zu erzielen, sollte sie regelmäßig geübt werden, anfänglich nur eine Minute, später bis 5 Minuten oder mehr, aber nie länger, als es bequem möglich ist. Abschließend senken Sie die Beine über dem Kopf, Knie leicht gebeugt, so daß Sie die Zehen fassen können. Mit einem leichten Ruck Beine ausstrecken und mit den Zehen den Boden über dem Kopf berühren, wieder hochheben und langsam Beine und Arme auf den Boden senken. Vollständige Entspannung.

3. *Dreieckstellung.* Auf dem Boden liegen, Arme über den Kopf auf dem Boden ausstrecken. Mit gestreckten Knien Beine zu einem Winkel von 45° zum Körper heben. Dann die Arme heben und mit den Handflächen die Knie leicht halten. Ellbogen völlig durchgestreckt. Das Gewicht der Beine ruht sozusagen auf den Händen, mit Druck auf die Rückseite des Genicks. Das ist eine Balancierübung; Sie müssen versuchen, mit den Händen die richtige Position zu finden, um die Haltung nicht zu verlieren.

Abschließend Beine über den Kopf senken, Knie spreizen, mit den Händen umfassen und die Knie beidseitig vom Kopf auf den Boden hinabdrücken. Das ist eine *Variante der Pflugstellung*, die einen Druck auf die Schilddrüse ausübt.

Zuletzt senken Sie Arme und Beine langsam wieder auf den Boden zurück.

Die Dreieckstellung beruhigt die Nerven und verursacht

durch Erhöhung der Blutzirkulation in den Rücken-, Nacken- und Kopfnerven ruhigen Schlaf.

4. Freier Schulterstand. Mit über den Kopf ausgestreckten Armen auf dem Boden liegen wie in der Dreieckstellung. Langsam Beine und Gesäß heben, bis sie eine vertikale Linie zu den Schultern bilden. Wenn Sie das Gleichgewicht gefunden haben, senken Sie die Beine vorsichtig zum Kopf und heben gleichzeitig beide Arme. 2 bis 3 Minuten lang bei regelmäßigem Atmen in dieser Stellung verbleiben. Dann senken Sie die Beine über den Kopf wie in der Pflugvariation beschrieben. Mit ausgestreckten Beinen wieder in die normale Liegestellung zurückkehren und sich völlig entspannen.

Wie alle Umkehrstellungen ist der freie Schulterstand eine Verjüngungsübung; sie erhöht die Geisteskraft, indem sie das Blut zum Hirn leitet.

5. Kopfstand. Knien Sie auf einer Decke oder einem Teppich, nachdem Sie sich versichert haben, daß die Unterlage nicht rutschen kann, und legen Sie die Vorderarme flach auf den Boden. Verschränken Sie die Finger und stützen Sie die Hände mit der Außenkante auf den Boden, so daß die Innenflächen eine Höhlung bilden. Beugen Sie sich vornüber und legen Sie den Kopf in diese Höhlung (Fig. 5). Kurze Zeit so ruhen. Dann Knie strecken und auf die Zehen gehen, einige Schritte zum Körper hin machen. Wenn die Füße so nahe am Körper sind, daß Sie nicht mehr weiter können, atmen Sie tief ein und versuchen dann, die Beine vom Boden zu heben und sie in die durch Fig. 5 veranschaulichte Beugestellung zu bringen. Der Rücken darf dabei nicht gewölbt sein, weil sonst eine Spannung entsteht und der Hals beansprucht wird. (Um die Stellung zu erreichen, werden Sie sich anfänglich vom Boden abstoßen müssen; aber sobald die Rückenmuskeln sich gekräftigt haben, sollte ein allmähliches Heben der Beine mög-

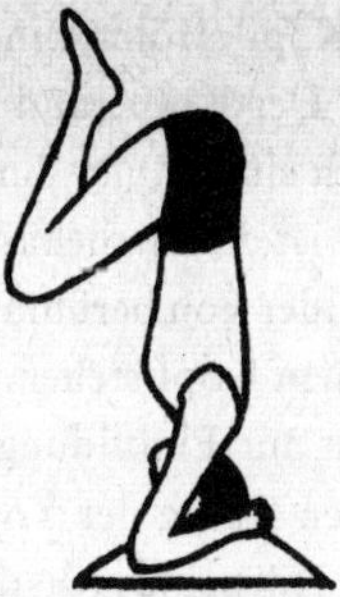

Fig. 5

lich sein.) Nun strecken Sie die Beine langsam aus, bis sie mit dem Körper eine gerade Linie bilden. Ellbogen und Vorderarme sollen parallel zueinander nahe beisammenliegen; sie müssen das ganze Körpergewicht tragen. Auch jetzt darf der Rücken nicht gebogen sein, da sonst das Gleichgewicht leicht verlorengeht. Tief ein- und ausatmen. Um herunterzukommen, beugen Sie langsam die Knie; dann senken Sie den Körper allmählich, bis die Füße den Boden berühren. Ruhen Sie in dieser Kniestellung mit dem Kopf auf den aufeinandergelegten Fäusten aus, bevor Sie sich wieder aufrichten.

Beim Kopfstand sollten Sie sich anfänglich helfen lassen. Geht das nicht, so machen Sie Ihre ersten Versuche an einer Wand, um jeder Möglichkeit zu fallen vorzubeugen. Die erste Phase bleibt sich gleich. Wenn Sie das erste Bein hochheben, versuchen Sie, den Fuß an der Wand leicht abzustützen, bis Sie auch das zweite Bein hochheben. Stützen Sie sich dann leicht mit beiden Füßen an der Wand, bis Sie im Rückgrat genügend Halt finden, um sich von der Wand zu lösen. Der Körper muß völlig entspannt sein, der Rücken ganz gerade, um das Gleichgewicht halten zu können.

Versuchen Sie am Anfang nie, mehr als ein paar Minuten auf dem Kopf zu stehen. Die Dauer kann nach und nach erhöht werden, soll aber 15 Minuten keinesfalls überschreiten. Das Ziel der Tiefatmung während des Kopfstandes ist, dem

Blut, das in den Kopf strömt, eine zusätzliche Menge Sauerstoff zuzuführen. Der Kopfstand wird am Schluß der Yoga-Stunde geübt, nach einer Ruhe- und Entspannungsübung.

Der Kopfstand ist die bestbekannte Yoga-Stellung, auch im Westen, wo oft Bilder von berühmten Persönlichkeiten gezeigt werden, die auf dem Kopf stehen. Die dadurch erzielten Vorteile beruhen nicht auf Einbildung; sie sind so groß, daß man den Kopfstand den König der Yoga-Stellungen nennt. Er belebt den ganzen Körper durch die Wirkung auf die endokrinen Drüsen, auf die Nervenzentren und das Hirn. Der Blutzustrom zum Hirn verbessert die geistigen Fähigkeiten: Gedächtnis und Konzentration, klares Denken. Er wirkt auch auf Nase, Kehle, Ohren und Augen gut ein. Bei Neigung zu Krampfadern und Asthmaleiden sind die Umkehrstellungen ebenfalls günstig.

Gesunde Leute können den Kopfstand ohne weiteres üben. In gewissen Fällen ist er allerdings verboten: bei hohem oder zu niederem Blutdruck und bei Herzstörungen. Frauen mit Übergewicht dürfen ihn nur mit großer Vorsicht machen und müssen beim ersten Zeichen einer Störung sofort aufhören. Neigen die Äderchen in den Augen leicht zum Platzen, sollte der Kopfstand ebenfalls nur mit großer Vorsicht gemacht werden. Da in all diesen Fällen kein zusätzliches Blut zum Kopf geführt werden darf, ist es leicht zu verstehen, warum hier ein Verbot ausgesprochen wird. In jedem dieser Fälle sollte unbedingt ein Arzt gefragt werden, ob man den Kopfstand machen darf oder nicht.

Dehnübungen

Yoga lehrt, daß das Altern sich u. a. dadurch bemerkbar macht, daß Rückgrat und Gelenke sich versteifen. Um diesem Steifwerden vorzubeugen, wurden verschiedene Dehnübungen entwickelt. Obwohl sie hauptsächlich dazu dienen, das Rückgrat geschmeidig zu erhalten, üben sie diese Wirkung auch auf die Gelenke aus, und wenn sie regelmäßig ausgeführt werden, erhalten sie den ganzen Körper geschmeidig. Vielleicht erscheint Ihnen ein Teil dieser Übungen zunächst als zu schwer; trotzdem sollten Sie einen Versuch damit machen, denn sie sind sehr wichtig. Forcieren Sie aber nichts.

1. Kopf-zum-Knie-Übung sitzend. Mit geradem Rücken auf dem Boden sitzen, rechtes Bein nach rechts außen gestreckt, das linke Bein gebeugt, mit der Fußsohle flach an die Innenseite des rechten Schenkels gelegt, so daß es einen rechten Winkel zum Schenkel bildet. Dann einatmen. Beim Ausatmen Körper über das rechte ausgestreckte Bein beugen und den rechten Fuß fassen. Versuchen Sie, mit der Stirn das rechte Knie zu berühren. Einige Sekunden so bleiben, einatmen, aufrichten, Beine wechseln und Übung nach links wiederholen.

Bei dieser und allen folgenden Dehnübungen müssen Sie den Bauch einziehen, wenn Sie sich vorbeugen. Die Beugebewegung massiert die Unterleibsorgane, denn die Beinstellung übt in der jeweiligen Lage einen Druck auf die inneren Organe aus.

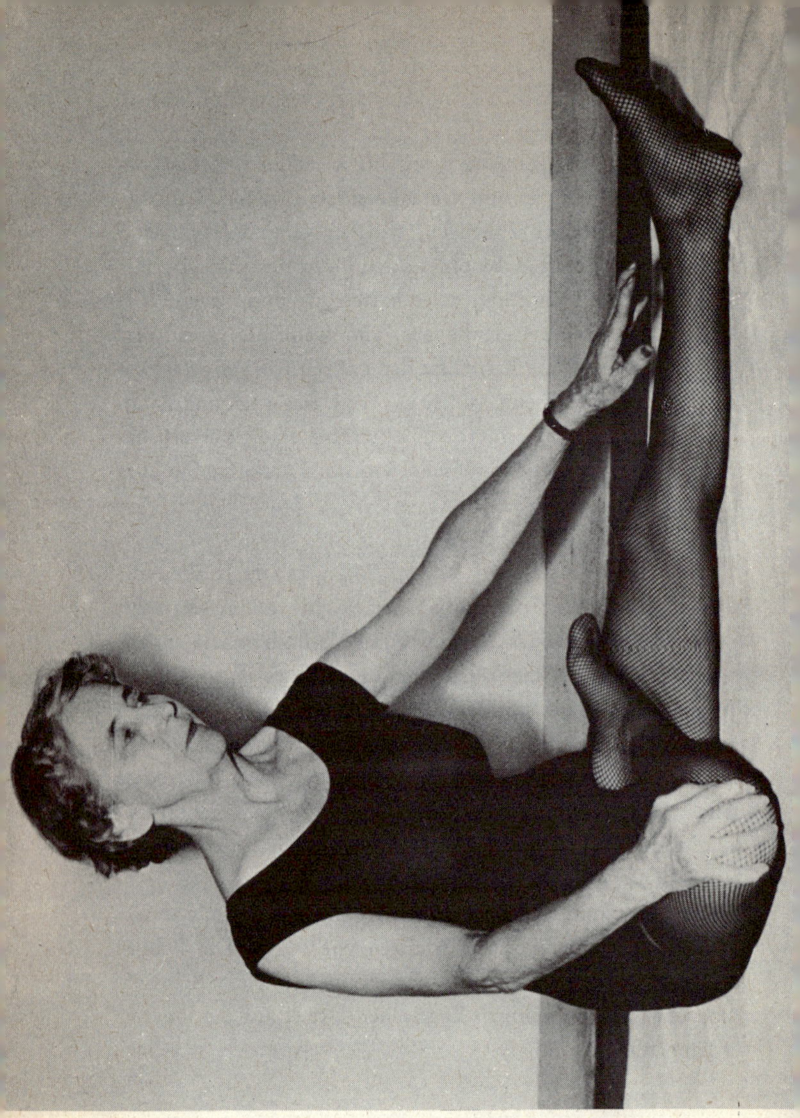

Bild 6: Variante der Kopf-zum-Knie-Übung

2. *Variante dieser Kopf-zum-Knie-Übung* (Bild 6). In der gleichen Stellung, rechtes Bein ausgestreckt, beugen Sie das linke Knie wie vorher, aber statt den Fuß an den Schenkel zu lehnen, legen Sie ihn nahe am Körper auf den rechten Schenkel, wie im Halb-Lotus-Sitz (S. 102). Versuchen Sie, das gebeugte Knie flach auf dem Boden zu halten; nötigenfalls drücken Sie es mit der Hand leicht nieder. Einatmen. Beim Ausatmen wiederum nach vorne beugen, wenn möglich mit der Stirne rechtes Knie berühren. Von neuem einatmen und aufrichten. Seite wechseln und die Übung wiederholen.

Im Anfang geht es leichter, wenn Sie den Fußknöchel des ausgestreckten Beines fassen und sich daran herunterziehen.

3. *Kopf-zum-Knie-Übung stehend* (Bild 7, rechts). Mit geschlossenen Füßen geradestehen und einatmen. Beim Ausatmen Körper mit gestreckten Knien nach vorne beugen, Hände an den Außenseiten der Beine heruntergleiten lassen, bis Sie die Fußknöchel fassen können. Mit der Stirne Knie berühren, einatmend aufrichten und die Übung wiederholen.

Diese Übung und die nachfolgend beschriebene Ausführung in sitzender Stellung sind sehr wichtig für die Bauchorgane. Sie helfen bei schlechter Verdauung und Verstopfung, wenn regelmäßig geübt. Sie beleben Leber, Nieren, Bauchspeicheldrüse und beseitigen Menstruationsstörungen. Sie vermindern Fettablagerungen, und oft wurde schon beobachtet, daß dadurch das Wachstum noch gefördert wird.

In der sitzenden Stellung werden beide Beine ausgestreckt. Nach dem Einatmen wird der Atem langsam ausgehaucht, indem man sich nach vorne beugt. Fassen Sie beide Fersen und ziehen Sie den Körper herunter, bis der Kopf auf den Knien liegt. Die Ellbogen bleiben auf dem Boden beiderseits der Beine. Diese Stellung einige Sekunden halten, Bauch einziehen, dann aufrichten, kurz entspannen und Übung wiederholen (Bild 7, links).

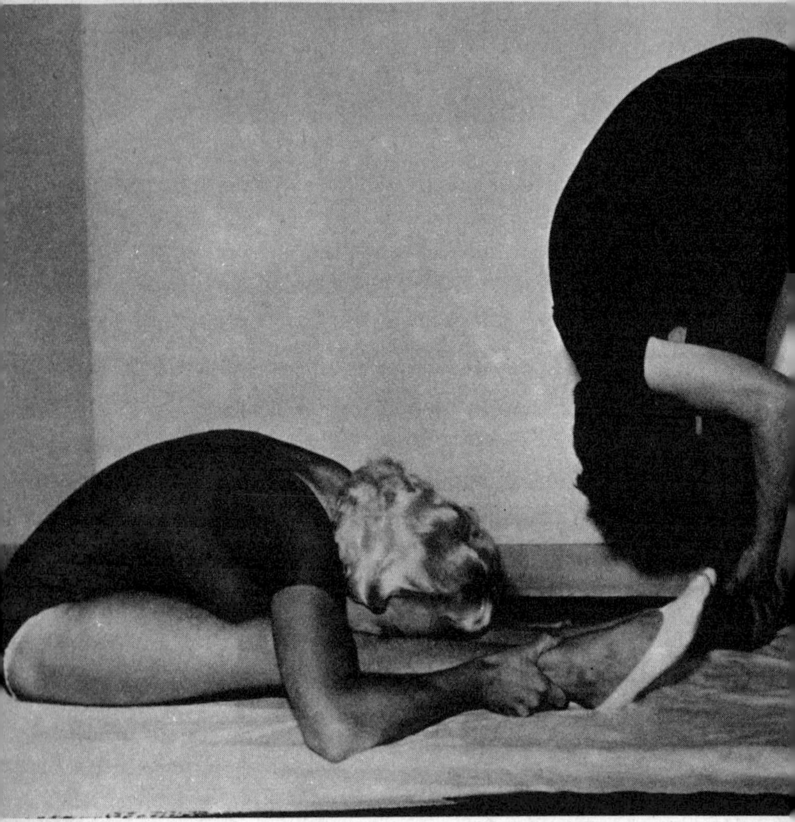

Bild 7: Kopf-zum-Knie-Übung sitzend und stehend

4. Pflugstellung. Die Pflugstellung wird gewöhnlich mit dem Schulterstand (Kerze) verbunden; sie stellt den zweiten Teil des Schulterstandes dar, ist aber in Wirklichkeit eine Übung für sich.

Auf dem Rücken liegend heben Sie die Beine über den Kopf und versuchen, mit den Zehenspitzen den Boden zu berühren. Die Arme bleiben flach auf dem Boden liegen. Verharren Sie einige Sekunden in dieser Stellung; senken Sie dann die Beine und entspannen Sie sich.

In einer Variation des Pflugs werden die Beine über dem Kopf ausgestreckt und die Zehen mit den Händen gehalten. Die Knie sind ganz durchgestreckt. In dieser Stellung tief ein- und ausatmen.

Abgesehen davon, daß das Rückgrat geschmeidig bleibt, ist der Pflug besonders empfehlenswert bei Verstopfung, bei Menstruationsstörungen und wiederum gegen Fettablagerungen.

5. Pfeil und Bogen. Aufrecht auf dem Boden sitzend, das rechte Bein geradeaus gestreckt, legen Sie das linke Bein über das rechte, die Fußsohle flach auf dem Boden neben dem rechten Knie. Legen Sie die linke Hand auf die Zehen des rechten Fußes und fassen Sie mit der rechten Hand den linken Fuß so, daß die Sohle in der Handfläche liegt.
Einatmen und ausatmen, den linken Fuß langsam zum Kopf hochziehen, bis die große Zehe die Mitte der Stirne berührt. Einatmen und Fuß senken, Seitenwechsel und Wiederholung der Übung.

Diese Übung baut das Fett an Bauch und Hüften ab; sie verbessert Verdauung und Verstopfung, entspannt das Rückgrat und belebt den ganzen Körper.

6. *Seitwärtsschwingen.* Aufrecht auf dem Boden sitzen, beide Beine gebeugt auf der rechten Seite (Bild 8). Arme heben und Hände über dem Kopf leicht übereinander legen. Einatmen und beim Ausatmen Arme und Körper über die gebeugten Beine schwingen. Das Schwingen von einer Seite auf die andere einige Male wiederholen. Das Schwingen ist gut gegen Fettablagerung in der Taille und macht wiederum das Rückgrat geschmeidig.

7. *Drehübung* (auch Verwindungsübung genannt). Diese Drehübung ist am leichtesten gleich im Anschluß an das seitliche Schwingen durchzuführen. Beugen Sie aufrecht auf dem Boden sitzend das linke Bein, setzen Sie den rechten Fuß darüber, Ferse nahe am Körper, mit Wade und Schenkel ein Dreieck zum Boden bildend. Drehen Sie den Körper langsam nach rechts, bis das rechte Knie unter der linken Achselhöhle liegt, linker Arm ausgestreckt, den Fuß haltend. Der rechte Arm ist auf dem Rücken gebeugt. Ein- und ausatmen und Körper so weit als möglich nach rechts drehen, Kopf nach hinten gedreht. Seitenwechsel und Übung wiederholen (Bild 9).

Diese Drehübung ist sehr anregend, und ihre Wirkung verrät sich in größerer Lebenskraft und gutem Wohlbefinden. Sie erhält das Rückgrat geschmeidig, führt das Blut zu den Rückennerven, massiert und belebt die Unterleibsorgane und lindert Verstopfung, baut an Bauch, Hüften und Taille Fett ab.

Bild 8: Seitwärtsschwingen

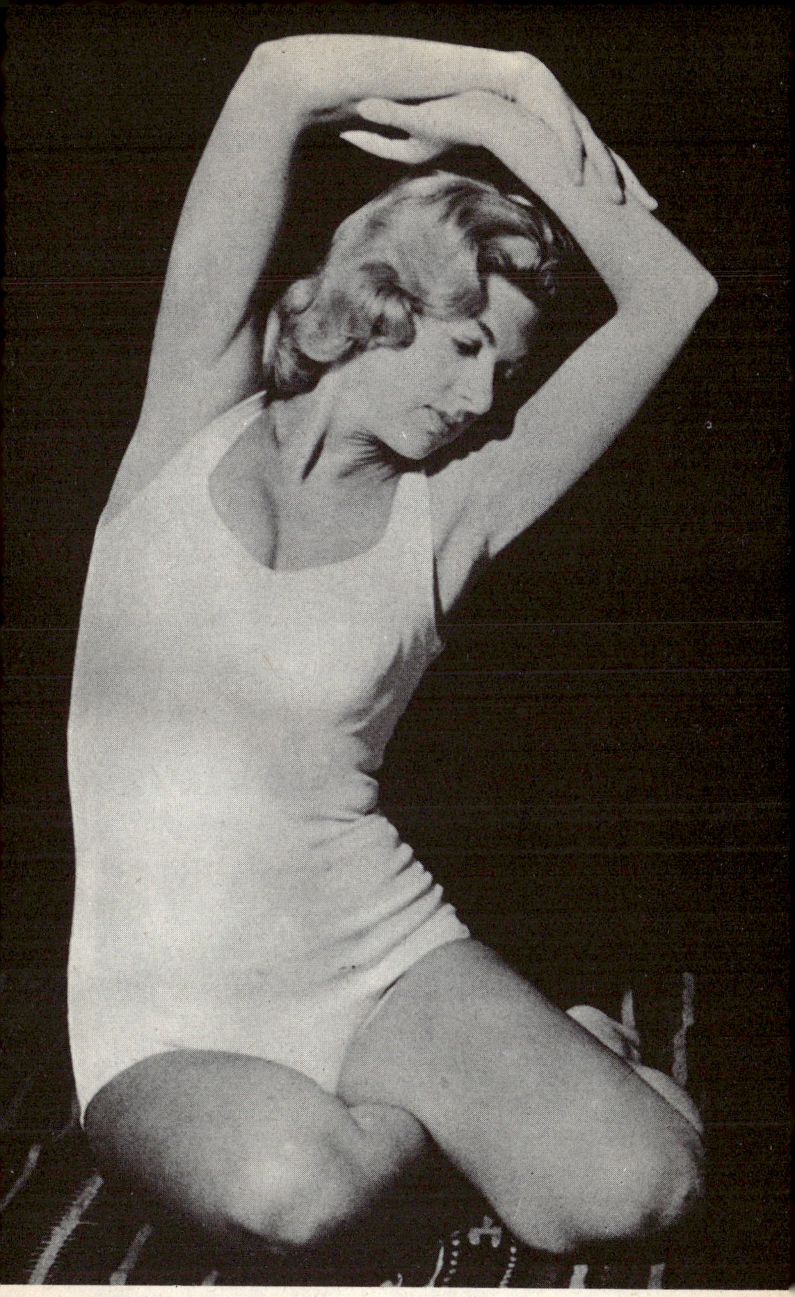

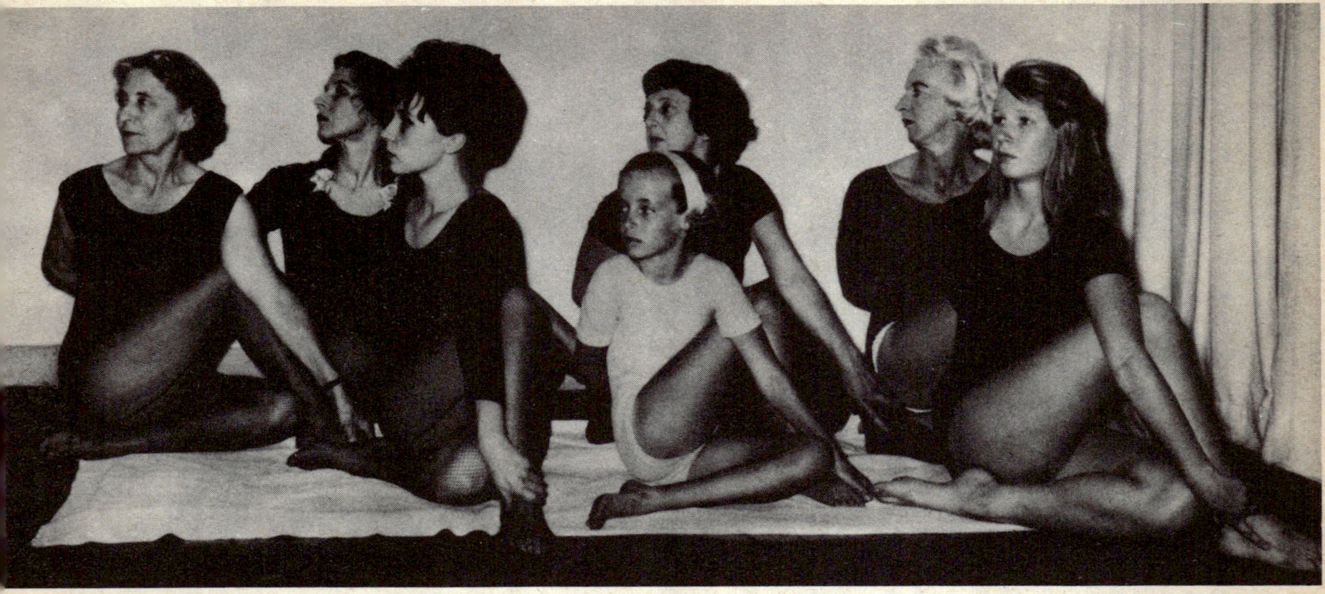

Bild 9: Drehübung

8. Kobra (Bild 10). Flach ausgestreckt auf dem Bauch liegen, Handflächen auf dem Boden in Schulterhöhe aufstützen, einatmen, Kopf und Nacken nach oben rückwärts heben. Konzentrieren Sie sich jetzt auf die Rückenmuskeln und heben Sie den Körperoberteil. Sie werden dabei in der Kreuzgegend einen Druck fühlen. Der Körper unterhalb des Nabels bleibt auf dem Boden liegen. Beim Ausatmen Körper wieder senken, und die Übung dreimal wiederholen. Bei den ersten zwei Ausführungen wird das Kinn gehoben, bei der dritten Wiederholung wird es auf die Brust gedrückt.

Kobra ist für Frauen eine besonders gute Übung, denn abgesehen von der Wirkung auf das Rückgrat und die Nebennieren hilft sie bei Menstruationsstörungen und belebt die Geschlechtsdrüsen und Geschlechtsorgane. Sie streckt das Rückgrat in entgegengesetzter Richtung wie beim Pflug.

9. Bogen. Wie bei der Kobrastellung auf dem Boden liegen, Beine heben und beugen, so daß Sie mit den Händen an den Knöcheln fassen können.

Einatmen, Kopf und Schultern heben und gleichzeitig die Beine an den Knöcheln hochziehen, so daß der Rücken durchgebogen wird. Einige Minuten so verharren, dann wieder flach auf dem Boden liegen und sich entspannen. Die Übung dreimal in weicher, fließender Bewegung wiederholen, nicht ruckweise.

Durch diese Übung werden Brust und Schenkel gefestigt, am Bauch wird Fett abgebaut. Sie regt die Rückennerven und vor allem die Unterleibsorgane, aber auch den ganzen Körper an.

10. Heuschrecke. Flach auf dem Bauch liegen, und die Hände beidseitig ganz nahe am Körper (evtl. anfänglich unter den Schenkeln mit gestreckten Ellenbogen und geballten Fäusten, die Knöchel am Boden). Heben Sie die Beine gestreckt und

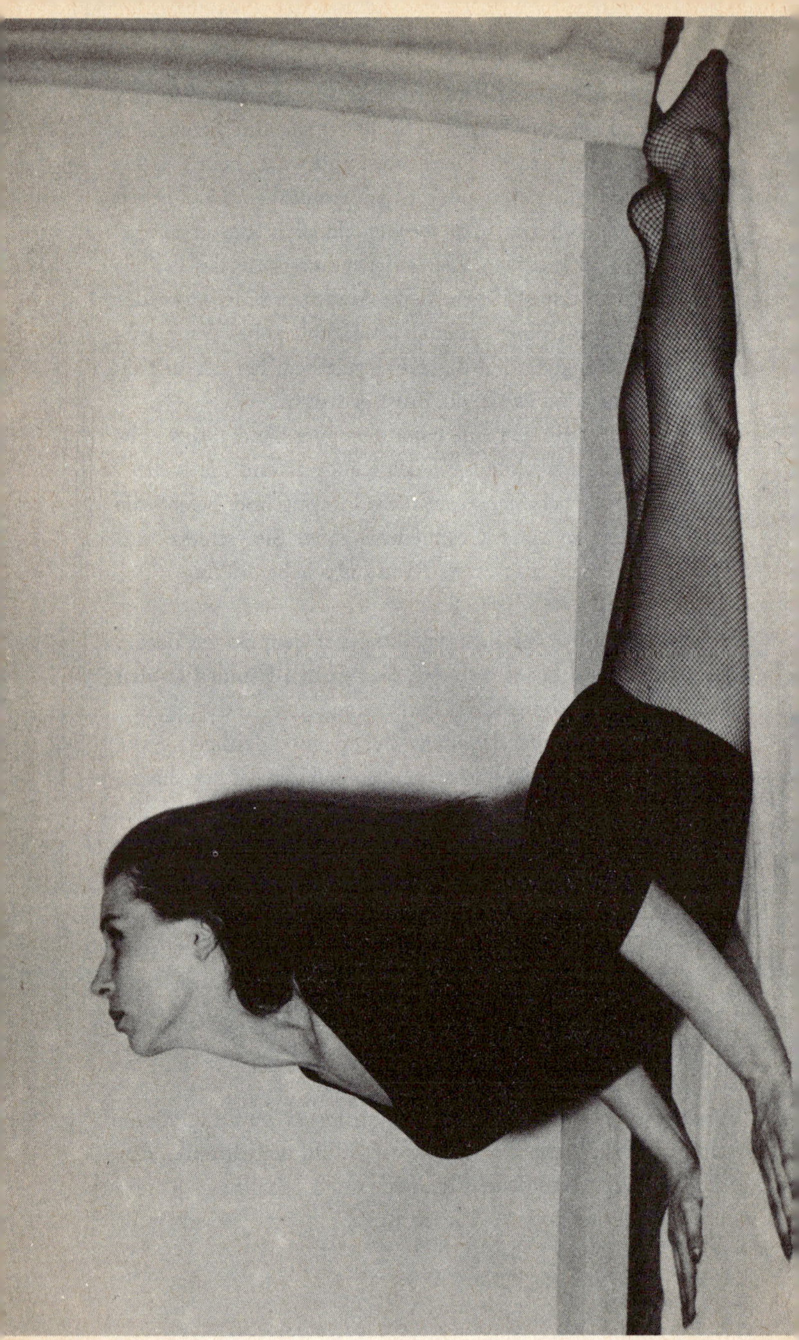

geschlossen hoch und atmen Sie gleichzeitig tief ein. Atem anhalten und in dieser Stellung zwei, drei Sekunden verharren. Dann ausatmen und die Beine langsam senken. Die Übung zwei- oder dreimal wiederholen.

Die Heuschrecke beeinflußt die Eierstöcke und die Gebärmutter vorteilhaft und korrigiert Störungen an diesen Organen; sie festigt die Bauchmuskeln und verbessert das ganze Atmungssystem.

11. Fisch. Wenn möglich, beide Beine wie beim Lotus-Sitz verschränken oder in der Ihnen bequemen Art kreuzen. Senken Sie den Körper langsam zum Boden, indem Sie das Rückgrat durchbiegen, bis Sie mit der Kopfkrone den Boden berühren. Die Hände sollten je nach Ausgangsstellung die Zehen halten oder auf den Knien liegen; abwechselnd können sie auch hinter dem Nacken gekreuzt werden, die rechte Hand unter dem linken Schulterblatt, die linke unter dem rechten. Der Kopf liegt dann auf den gekreuzten Armen. In dieser Stellung tief ein- und ausatmen; die Lungen sind dann vollständig frei und können ganz gefüllt und geleert werden. Auch diese Fischstellung wirkt sich auf Geschlechtsorgane und Eierstöcke günstig aus und hilft bei Menstruationsstörungen und Verstopfung.

12. Rad. Die sicherste und auch leichteste Weise, das Rad auszuführen, ist flach auf dem Rücken liegend zu beginnen. Die Knie beugend, bringen Sie die Füße nahe zum Körper. Dabei stützen Sie die Hände rückwärts beidseits des Kopfes in Schulterhöhe auf den Boden (Fingerspitzen Richtung Füße, s. Fig. 6). Nun versuchen Sie, Ihren Körper zu heben, indem Sie Fußsohlen und Handflächen auf den Boden stützen, bis

Bild 10: Kobra

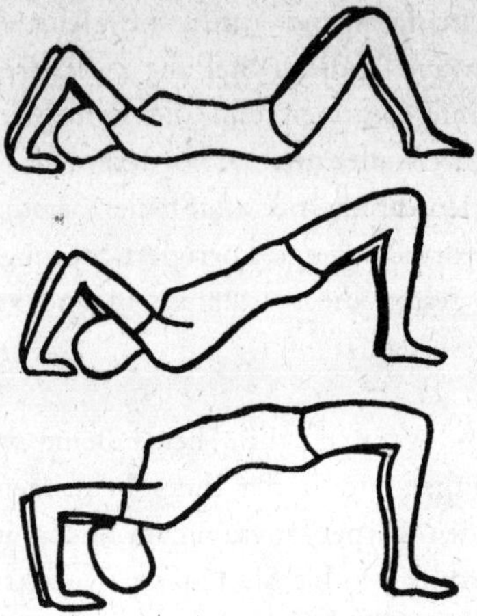

Fig. 6

das Rückgrat durchgebogen ist und der Körper einen Halbkreis zum Boden bildet. Anfänglich werden Sie wahrscheinlich nur die Hüften heben können; Kopf und Schultern scheinen Ihnen zu schwer zu heben; aber durch stetes Üben wird das Rückgrat geschmeidiger, und die beteiligten Muskeln kräftigen sich. Die Bedeutung der Übung liegt in der Stimulierung des Rückgrats und der Rückennerven. Auch das Rad beeinflußt die Geschlechtsorgane und Verstopfung günstig; es belebt den ganzen Körper.

Das Rad kann auch aus stehender Haltung gemacht werden, indem man sich rückwärts beugt, bis die Hände flach auf dem Boden liegen (Fingerspitzen Richtung Füße). Diese Ausführungsart ist jedoch sehr schwierig und in einem gewissen Sinn auch gefährlich, weil man dabei leicht nach hinten stürzen kann. Wer sich fähig fühlt, die Übung zu machen, und den nötigen Mut besitzt, sollte sich im Anfang unbedingt von jemandem helfen lassen oder an der Wand üben, um sich vor dem Fallen zu schützen.

13. Kreuzhohlstellung. Setzen Sie sich hierzu auf die Fersen wie bei der Greifübung (Bild 14). Spreizen Sie die Fersen und versuchen Sie, zwischen ihnen zu sitzen. Die Knie bleiben zusammen. Lehnen Sie sich weit nach hinten, indem Sie sich auf die Ellbogen stützen. Senken Sie den Oberkörper zum Boden, Rücken gewölbt, bis die Kopfkrone den Boden berührt. Die Hände werden auf die Brust wie zum Gebet gefaltet. Ruhiges, gleichmäßiges Tiefatmen.
Wenn Sie es bequem aushalten können, versuchen Sie jetzt, den Körper noch mehr zu senken, bis die Schultern flach auf dem Boden liegen. Dann strecken Sie die Arme über dem Kopf aus und falten sie unter dem Rücken (in der Kreuzgegend).

In einer Variation der Übung lehnen Sie sich zurück, ohne auf den Fersen zu sitzen, dafür den Rücken stärker gebogen.

Die Übung heilt Verdauungsstörungen; sie verschönert die Nackenpartie, festigt die Schenkel und stärkt das Rückgrat. Sie hilft sehr oft bei Ischias und sexueller Schwäche.

Hebeübungen

Die Hebeübungen helfen, Gewandtheit und Spannkraft des Körpers zu erhalten, physische Eigenschaften, die der Mensch mit den Jahren verliert. Yoga lehrt, daß jeder seine Spannkraft und die Möglichkeit, sein Eigengewicht zu heben, beibehalten kann. Diese Übungen wirken der zunehmenden Schwerfälligkeit entgegen.

1. Vogelstellung. In Hockstellung legen Sie die Hände zwischen die Knie auf den Boden, mit gespreizten Fingern, gespreizt wie die Krallen eines Vogels. Pressen Sie die Innenseite der Knie gegen die Außenseite der Arme; lehnen Sie den Körper nach vorne, bis die Füße sich vom Boden heben. Beim

Hochheben einatmen, beim Senken ausatmen. Versuchen Sie, die Bewegung langsam zu machen, nicht ruckweise, und halten Sie die Fersen geschlossen, so daß diese eine Art Vogelschwanz formen.

Die Übung belebt den Geist, hilft den Körper leicht und schlank zu erhalten, verhindert Runzeln im Gesicht, denn die Bewegungen führen dem Gesicht Blut zu und nähren dadurch die Gewebe.

2. *Rabenstellung.* Das ist eine Variation der Vogelstellung, die auf die gleiche Weise ausgeführt wird, ausgenommen die Stellung der Arme. Die Hände liegen diesmal nicht zwischen den Knien, sondern links vom Körper für die Ausführung nach der linken Seite, rechts vom Körper für die Ausführung nach rechts. Die Knie werden geschlossen. Der Arm, auf dessen Seite man die Übung macht, ist leicht gebogen.

Einatmen, vorbeugen und Beine vom Boden abheben; die gebeugten Knie auf den gebeugten Ellbogen abstützen. Beim Heben müssen Sie versuchen, das Körpergewicht mit dem Arm auszubalancieren. Wenn Sie die Übung nach rechts ausführen, drückt das linke Bein gegen den rechten Arm.

Die Stellung wirkt in gleicher Weise wie die Vogelstellung. Sie soll beidseitig geübt werden.

Bauchmuskelübungen

Die Bauchmuskelübungen gehören zu den wichtigsten Yoga-Übungen; sie sind von besonderer Bedeutung für all jene, die gegen Verstopfung kämpfen müssen. Die besten Resultate erzielt man, wenn man täglich übt, immer und nur mit leerem Magen, also vorzugsweise frühmorgens nach dem Aufstehen.

Bei den meisten Menschen wird mit fortschreitendem Alter die Darmtätigkeit träge. Tut man nichts dagegen, so kommt es schließlich zu chronischer Verstopfung, die den Körper für Krankheiten aller Art empfänglicher macht.

Selbst wenn man dadurch aber nicht wirklich krank wird – wohl fühlt man sich bei Verstopfung nicht, denn sie führt fast immer zu Kopfweh, Depressionen und Unbehagen. Alle verstopften Menschen leiden nämlich an leichter Vergiftung, verursacht durch Giftstoffe, die im Verdauungskanal zurückbleiben und dann vom Blutstrom aufgenommen werden.

Natürlich stirbt man daran nicht, aber der Körper wird dauernd geschwächt und dadurch müde. Und in einem müden Zustand kann man sich des Lebens nicht mehr freuen.

Die Verstopfung ist aber auch eine Hauptursache für das Altern des Körpers; diese Jahrtausende alte Ansicht der Yogis ist neuerdings von den Wissenschaftlern und Forschern auf dem Gebiet der Geriatrie bestätigt worden.

Für Frauen haben Bauchmuskelübungen eine spezielle Bedeutung, denn die dadurch bewirkten Bewegungen der inneren Organe üben eine stimulierende Wirkung auf die Geschlechtsorgane aus. Menstruationsstörungen und mangelhafte Funktion der Eierstöcke werden günstig beeinflußt, ebenso die Sexualschwäche. Während der Monatsblutung müssen die Bauchmuskelübungen jedoch unterbleiben, ebenso während der Schwangerschaft. Gelegentlich werden sie auch durch Ärzte für junge Mädchen verboten, deren Eierstöcke noch nicht regelmäßig arbeiten, die also noch in der Pubertät stecken.

1. Magenhub (Uddiana). Der Magenhub kann sitzend oder stehend ausgeführt werden. Bei stehender Stellung spreizen Sie die Füße etwa 45 cm weit. Die Knie sind leicht gebeugt. Die Hände werden auf die Knie gestützt. Neigen Sie sich leicht nach vorne, so daß das Körpergewicht von den Händen getragen wird. Vollständige Einatmung; langsam ausatmen und dabei Bauchmuskeln anziehen, Magen und gleichzeitig

Zwerchfell heben und gegen das Rückgrat pressen. Der Unterleib soll eine tiefe Höhlung bilden. Einige Sekunden so verbleiben, dann einatmen, entspannen und Übung wiederholen. Die Lungen müssen ganz von Luft geleert sein, ehe man die Bauchmuskeln anzieht!

In einer Variante können Sie versuchen, durch rasches Einziehen und Ausstoßen der Bauchmuskeln eine klopfende Bewegung in den Bauch zu bringen.

Auf die gleiche Weise kann die Übung auch sitzend gemacht werden, am besten im Lotus-Sitz; wenn das nicht möglich ist, im Schneidersitz.

2. *Quirlstellung (Nauli).* Das ist eine höhere Stufe der Bauchmuskelübung, die man gewöhnlich anschließend an diese ausführt. Nach dem Bauchheben versucht man, die Rectalmuskeln im Unterleib zu isolieren. Dazu muß man sie auf ähnliche Weise anspannen, wie wenn man an Verstopfung leidet, mit dem Unterschied, daß das Anspannen oder Pressen nur auf den rechten, mittleren oder linken Rectum gerichtet wird. Gelingt es, den mittleren Rectus zu isolieren, so springt er wie eine senkrechte Säule vor, weil die Rectalmuskeln nur über der Schamfuge voneinander getrennt werden können. Hat man den mittleren Rectus isoliert, so versucht man in ähnlicher Weise, den rechten und dann den linken zu isolieren. Dabei neigt man den Körper leicht nach links oder rechts vornüber.

Am besten üben Sie vor dem Spiegel, um zu sehen, was sich dabei abspielt. Wenn das Isolieren gelingt, sieht das für den Beobachter so aus, als ob die Rektalmuskel in einer steten Folge rotierten. Die Übung ist zweifellos sehr schwer, und man muß viel Geduld aufbringen, bis sie gelingt. Aber die Wirkung ist so, daß jeder Versuch sich lohnt.

Die Yoga-Gleichgewichtsübungen wirken nicht nur auf den Körper ein, sie haben auch einen kraftvollen Einfluß auf den Geist und das Innenleben. Sie vermitteln Grazie, inneres Gleichgewicht, Selbstsicherheit und geben damit Ruhe und Frieden.

1. *Baumstellung.* Auf dem linken Bein stehend, heben Sie den rechten Fuß und legen ihn auf den linken Schenkel, mit der Sohle nach außen. Der Fuß soll so hoch wie möglich liegen, mit der Ferse nahe der Leiste. Legen Sie die hochgehobenen Arme über dem Kopf zusammen, Handflächen aneinander. Einige Minuten so verharren, dabei tief ein- und ausatmen. Blick auf die Nasenspitze gerichtet. Fuß absetzen, sich entspannen und Übung auf dem rechten Bein stehend sinngemäß wiederholen (Bild 11, links).

Eine Variation der Baumstellung ist die folgende Übung: Auf dem linken Bein stehend den rechten Fuß hinter den Rücken halten und den linken Arm in einer Linie mit dem Körper hochheben (Bild 11, rechts). In dieser Stellung einige Minuten verbleiben, tief ein- und ausatmen, dann entspannen, hierauf die Übung mit Seitenwechsel wiederholen.

Nach einigem Üben können Sie 3 bis 5 Minuten bewegungslos so stehen bleiben.

2. *Adlerstellung.* Aufrecht stehen, dann linkes Bein leicht beugen und das rechte Bein um das linke winden wie im Bild 12 gezeigt. Leicht nach vorne beugen und Arme in der gleichen Weise verwinden wie die Beine, den Ellbogen des Unterarmes auf den rechten Schenkel und das Kinn auf den Handrücken gestützt. Blick auf Nasenspitze richten und einige Sekunden so verbleiben; dann entspannen, Seitenwechsel und wiederholen.

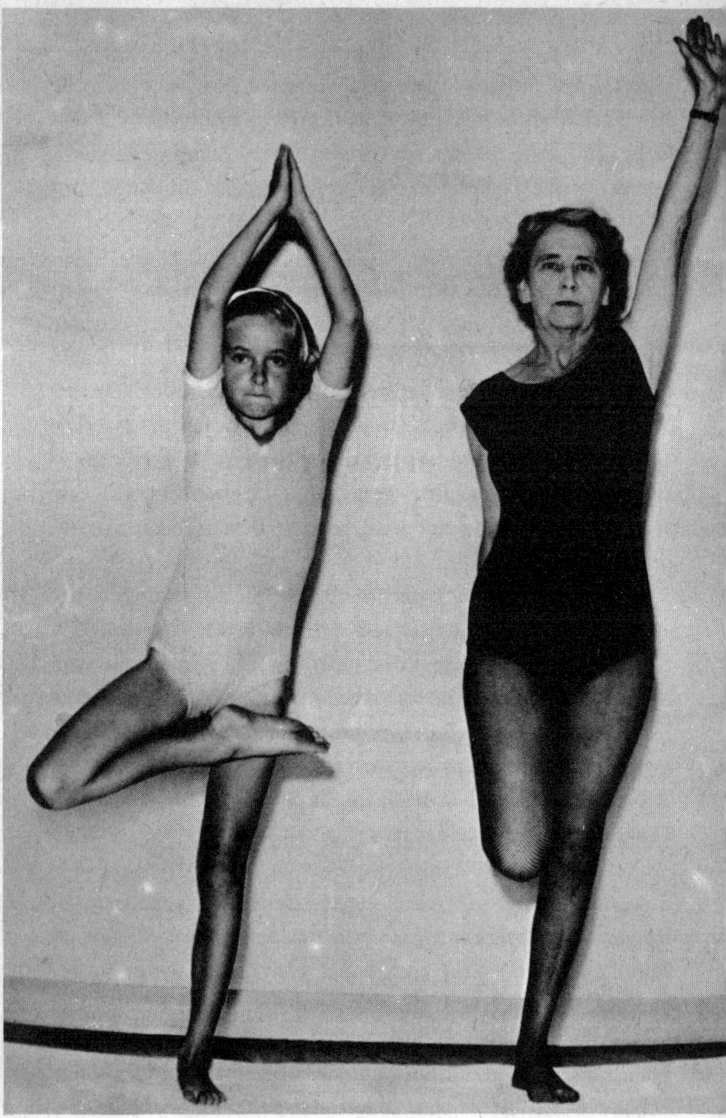

Bild 11: Baum

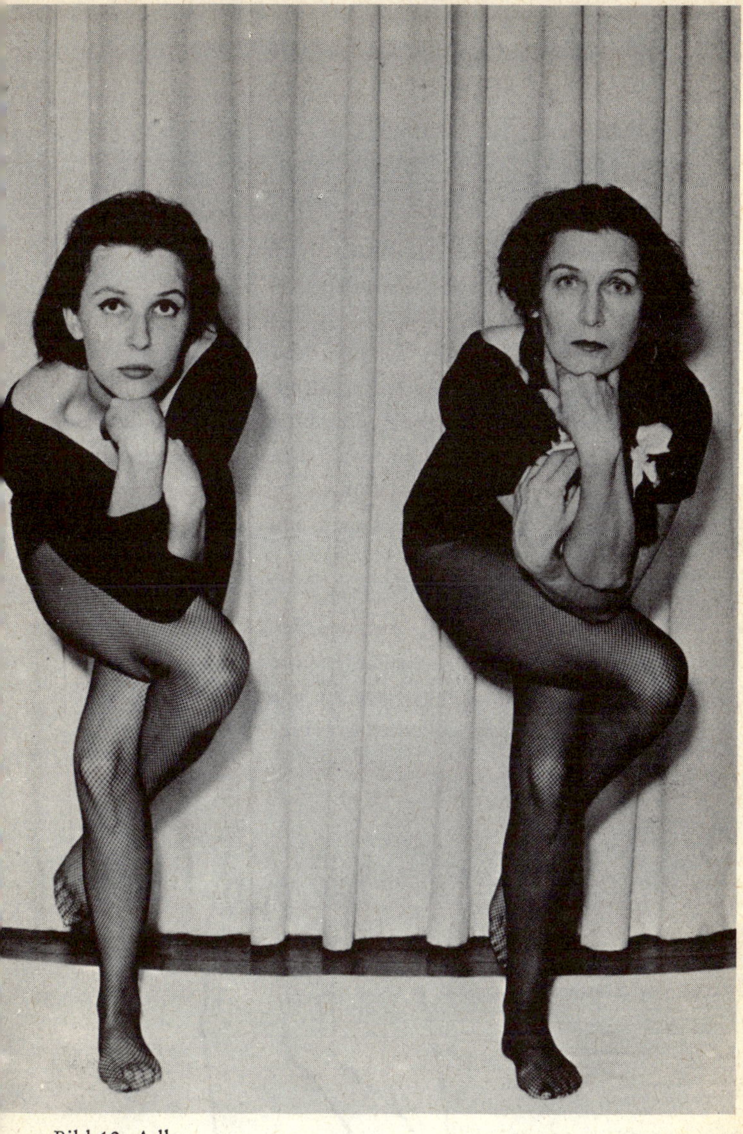

Bild 12: Adler

Diese Adlerstellung stärkt Knie und Knöchel und hilft durch den Druck auf die Eierstöcke in Fällen von Sexualschwäche und Unfruchtbarkeit.

Gemischte Stellungen

Die folgenden Stellungen sollten wegen der jeweils angegebenen Wirkung ausgeführt werden:

1. *Katzenstellung (Bild 13).* Auf den Boden knien, Hände vor sich auf den Boden gestützt, Arme gestreckt. Kopf hängen lassen. Nun biegen Sie das Rückgrat, indem Sie die Hüften heben und senken, ohne daß dabei der übrige Körper bewegt wird. Die Katzenstellung ist gut für das Rückgrat; sie wird vor allem vor und nach einer Geburt empfohlen (s. Anhang I, S. 151).

2. *Greifübung (Bild 14).* Auf den Fersen oder auf den gekreuzten Fußgelenken sitzend, versuchen Sie, die Hände hinter Ihrem Rücken zu greifen, die eine von oben über die Schulter, die andere von unten her (Fig. 7).

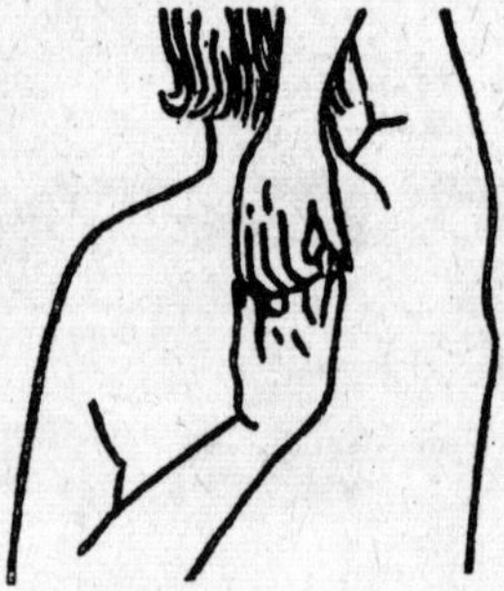

Fig. 7

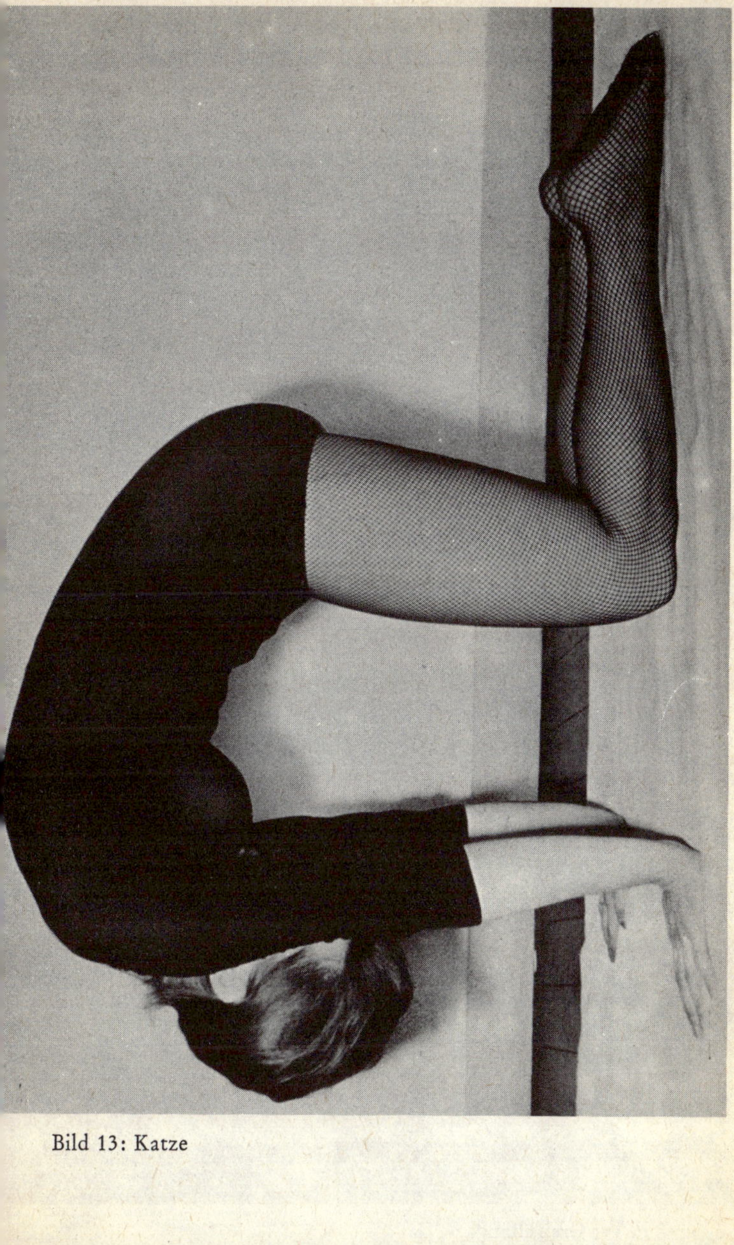

Bild 13: Katze

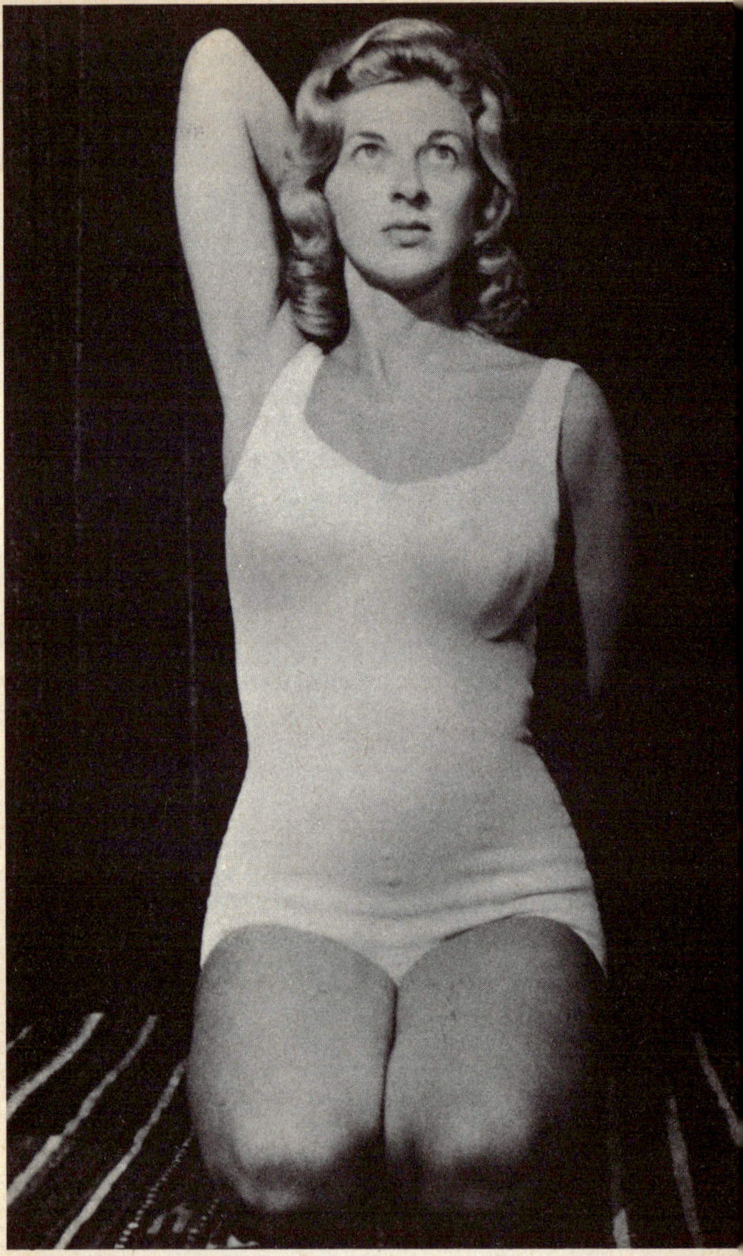

Bild 14: Greifübung

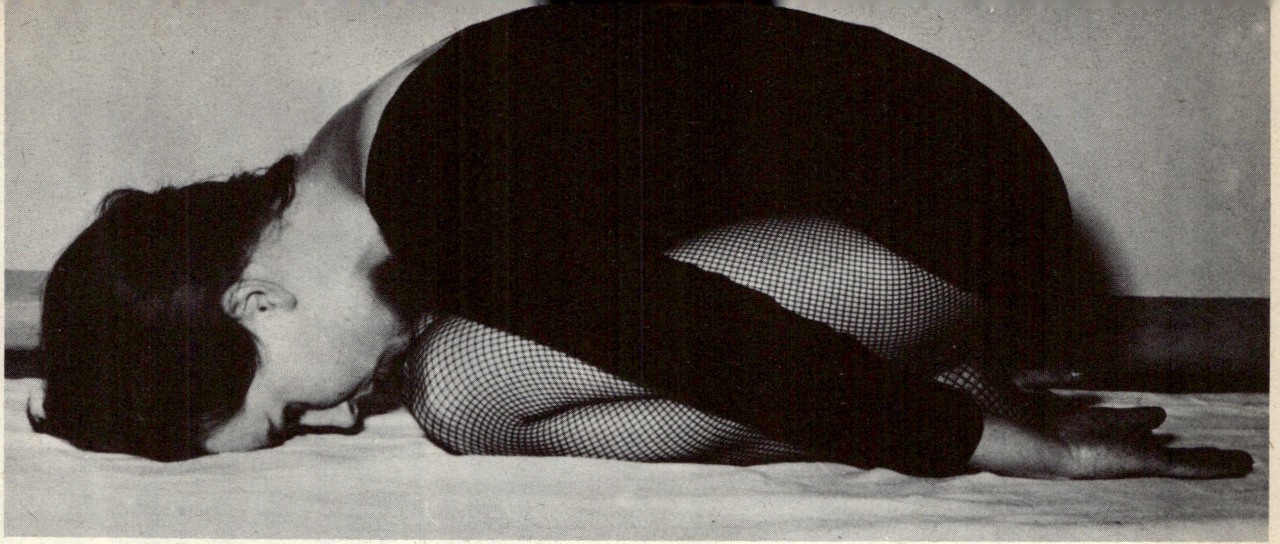

Bild 15: Variante der Beugeübung

Bleiben Sie in dieser Stellung, atmen Sie tief ein und aus, beugen Sie sich nach vorne, berühren Sie mit der Stirn den Boden, ohne dabei die Hände loszulassen. Richten Sie sich wieder auf und wiederholen Sie nach Seitenwechsel.

Abgesehen davon, daß diese Greifübung die Arme, Brust und Rückenmuskeln stärkt, bedeutet die Stellung und die Bewegung nach vorne eine Schönheitsübung für das Gesicht, weil sie das Blut in den Kopf führt und dadurch das Gewebe nährt.

3. Beugeübung (Yoga-mudra) (Bild 15). Im Lotus-Sitz oder mit gekreuzten Beinen, Hände auf dem Rücken verschränkt, einatmen und vorbeugen, bis die Stirn den Boden berührt. Atem für ein paar Sekunden anhalten, sich aufrichten und das Gesicht durch Klopfen mit den Fingerspitzen massieren.

Die Beugeübung begünstigt die Unterleibsorgane und verschönert das Gesicht wie die Greifübung dadurch, daß das Blut in den Kopf steigt.

Man kann sie auch auf folgende Weise ausführen: einatmen, ausatmen, vorbeugen und in dieser Stellung für fünf Sekunden verbleiben.

Zweite Variante der Beugeübung: auf den Fersen sitzen wie bei der Greifübung. Vorbeugen und Kopf auf dem Boden ruhen lassen, dabei beide Arme beiderseits des Körpers nach hinten strecken, Handrücken auf dem Boden. Ruhig ein- und ausatmen. Sich aufrichten und entspannen (Bild 15). Ebenfalls eine Verjüngungsübung, weil das Blut in das Gesicht getrieben wird.

4. Schließmuskelübung (Aswini-mudra). Mit gekreuzten Beinen eine bequeme Haltung einnehmen, eventuell auch auf den Fersen sitzend. Tief einatmen. Beim langsamen Ausatmen den Aftermuskel zusammenziehen, so als ob Sie der Stuhlentleerung vorbeugen möchten. Diese Zusammenziehung einige Sekunden halten, dann entspannen, einatmen, und die Übung wiederholen. Die Bewegung ist also: beim Ausatmen zusammenziehen, beim Einatmen entspannen. Zuerst soll man langsam üben, dann rascher.

Diese »Schließungen« massieren und beleben die weiblichen Geschlechtsorgane. Sie sind eine Vorstufe zum Schließen der Vagina, doch braucht man dazu starke Konzentration. An sich ist die Schließmuskelübung für beide Geschlechter sehr zu empfehlen, ganz besonders aber für Frauen (s. Anhang I: Yoga und natürliche Geburt, S. 151 ff.).

5. *Kamelstellung.* Mit leicht gespreizten Beinen auf dem Boden knien. Rückwärts lehnen, bis die Hände die Fersen ergreifen können. Arme ganz steif durchstrecken, Ellbogen also nicht biegen. Kopf hängt leicht nach hinten (Bild 16). Die Stellung so halten und regelmäßig atmen. Nach einigen Sekunden entspannen indem Sie sich vorbeugen und den Kopf auf die aufeinandergelegten Fäuste legen.

Die Kamelstellung entspannt das Rückgrat und belebt die Nerven. Sie verschönert die Nackenpartie, verhütet Fettansatz an der Taille und am Bauch.

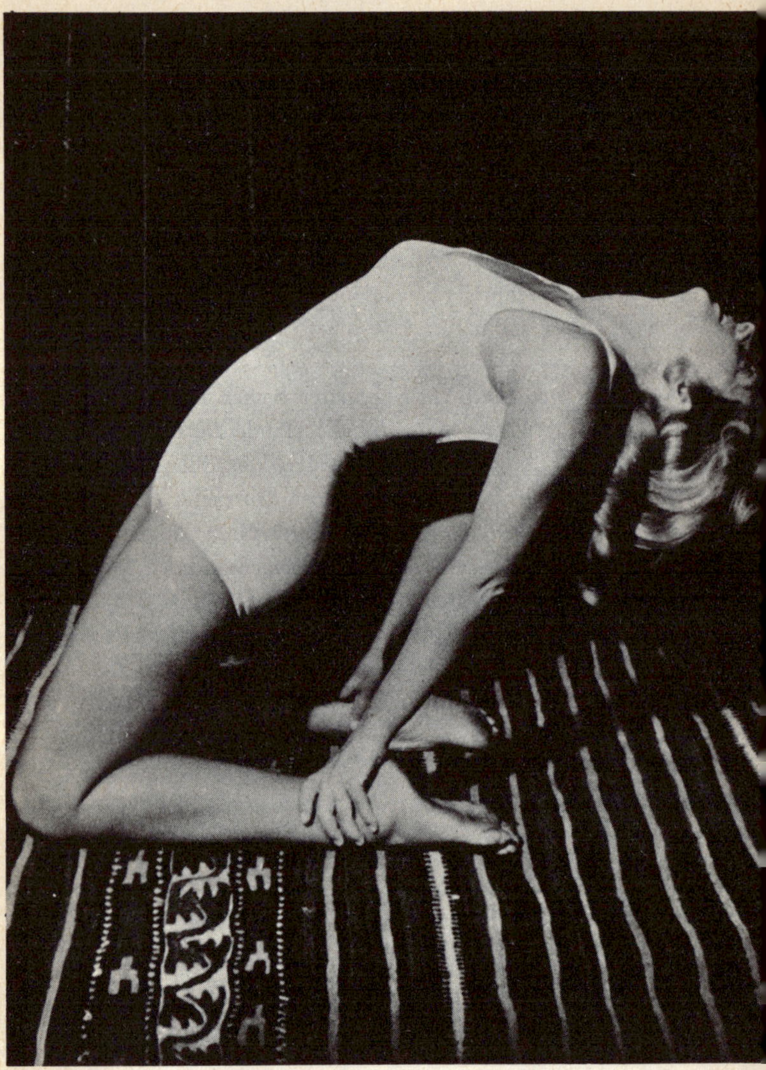

Bild 16: Kamel

XI Den Körper formende und kräftigende Übungen

In diesem Kapitel beschreiben wir einige Übungen und Stellungen, die verschiedene Körperteile entwickeln und vervollkommnen: Brust, Magen, Taille, Hüften, Beine, Arme, Rükken, Schultern. Die langsamen Übungen sind der auf S. 99 erwähnten Serie entnommen und wurden im Hinblick auf ihre Bedeutung für Frauen gewählt. Die für den gleichen Zweck zu verwendenden Stellungen können auf Grund der beigefügten Seitenzahlen gefunden werden.

Denken Sie immer daran, daß die langsamen Übungen mit ganzer Konzentration durchgeführt werden müssen, am besten vor einem Spiegel, damit man jeden Muskel gut beobachten kann. Stellen Sie sich dabei vor, wie Sie gerne aussehen möchten. Geist und Vorstellung spielen bei den langsamen Übungen, wie schon früher erwähnt, eine sehr große Rolle.

Jede Übung sollte viermal gemacht werden. Regelmäßiges Üben ergibt erstaunliche Resultate, sogar dort, wo schon durch Alter, Gewichtsverlust oder mangelnde Bewegung Gewebeschäden bestehen.

Übungen zur Formung oder Erhaltung der Büste

1. Seilziehen. Mit geschlossenen Füßen aufrechtstehen. Die Arme über den Kopf heben und nach einem nur vorgestellten Seil greifen. Stellen Sie sich vor, Sie müßten das Seil mit aller Kraft herunterziehen und mit den Armen immer wieder neu ausholen. Das spannt die Muskeln an. Entspannen Sie sich, indem Sie sich nach vorne beugen und die Arme baumeln lassen. Wiederholen Sie das Seilziehen viermal, entspannen Sie sich aber jedesmal wieder neu.

2. Heben Sie die Arme seitwärts bis zur Schulterhöhe, Handflächen nach unten und führen Sie sie in einer Halbkreisbewegung langsam nach vorne, bis sie parallel zueinander ausgestreckt sind. Stellen Sie sich jetzt vor, daß Sie mit aller Kraft einen Pfahl in den Boden stemmen müßten. Wenn die Arme auf Taillenhöhe sind, lockern Sie sich, setzen aber die Bewegung fort, also Arme in Schulterhöhe seitwärts, in Halbkreisbewegung nach vorne und dann abwärts stemmen. Entspannen und wiederholen.

3. Die seitwärts ausgestreckten Arme mit geballten Fäusten einander unter festem Druck entgegenbringen, bis sie vor dem Magen liegen. Entspannen und wiederholen.

4. Die gleiche Übung wie vorher, doch sollen sich diesmal die geballten Fäuste vor dem Magen kreuzen. Entspannen und wiederholen.

5. In einer weiteren Variation der gleichen Übung werden die Arme wiederum von der Seite nach innen gebracht, die Ellbogen aber auf Höhe der Brust gehalten. Die geballten Fäuste werden weiter zueinander gebracht und treffen sich in der Mitte der Brust. Entspannen und wiederholen.

Mögen sich diese Übungen auch sehr ähnlich sehen, jede kleine Veränderung in der Übung beansprucht eine andere Muskelgruppe, so daß keine übergangen werden soll.

6. *Sprungfedern ziehen.* Aufrecht stehen; Ellbogen heben, so daß die Fäuste vor der Brust liegen. Langsam Fäuste nach außen stoßen, so als müßten Sie eine sehr schwere Sprungfeder auseinanderziehen. Entspannen und wiederholen.

Stellungen zur Entwicklung und Festigung der Büste: Bogen (S. 115), Kobra (S. 119), Greifübung (S. 130).

Die Bauchmuskeln stärken und Fett abbauen

1. Mit leicht gespreizten Beinen aufrecht stehen. Bauchmuskeln einziehen, bis sie ganz hart sind, entspannen, einziehen, entspannen. Viermal.

2. Mit leicht gespreizten Beinen geradestehen, sich nach vorn neigen, ohne die Knie zu beugen, und einen nur vorgestellten schweren Gegenstand hochheben. Beim Hochheben muß ein starker Druck auf die Bauchmuskeln entstehen. Dreimal wiederholen, nach jeweiligem Entspannen.

3. Mit gespreizten Beinen aufrecht stehen. Arme nach vorne heben, Fäuste geballt. Nun strecken Sie die Arme mit aller Kraft seitwärts, so als müßten Sie eine schwere Feder ausdehnen; lehnen Sie gleichzeitig den Oberkörper leicht nach hinten. Die Übung verursacht einen Druck auf die Bauchmuskulatur. Wiederholen.

4. Mit geschlossenen Beinen aufrecht stehen, Arme vorgestreckt, greifen Sie nach einer nur vorgestellten schweren Stange. Heben Sie die Stange über den Kopf, halten Sie dabei die Arme ganz steif und lehnen Sie sich ein wenig zurück (um das Gewicht der Stange auszugleichen). Es entsteht dadurch ein Druck auf die Bauchmuskeln und die Taille.

5. Auf dem Rücken halb liegend, halb zurückgelehnt, das Gewicht auf den Ellbogen, Beine ausgestreckt. Beine langsam heben und senken, Knie ganz durchgedrückt. Sie müssen dabei den Druck auf die Bauchmuskeln spüren. Wiederholen, bis Sie eine leichte Ermüdung fühlen. Dann entspannen.

6. In der gleichen Stellung eine Scherenbewegung waagrecht seitwärts ausführen durch Kreuzen und Entkreuzen der Beine. Wiederholen, bis Sie leicht ermüdet sind.

7. In der gleichen Stellung Beine leicht spreizen und heben, sie dabei in kreisförmiger Bewegung nach außen aufwärts und abwärts führen, ohne sie aber auf dem Boden aufzulegen. Wiederholen, bis Sie leicht ermüdet sind.

8. Mit angezogenen Knien aufrecht sitzen. Knie auf Schulterhöhe. Vorbeugen und dabei die Arme zwischen den Knien vorstrecken, dann in einer langausholenden Bewegung zurückziehen. Beine strecken und gleichzeitig einen Druck auf die Bauchmuskeln ausüben.

9. Auf dem Rücken liegen, die Knie bis zum Magen anziehen. Einatmend die Beine hochstrecken, ausatmend langsam senken und dann entspannen.

10. Auf dem Rücken liegen, Knie angezogen, Füße flach auf dem Boden. Einatmen, sich langsam aufrichten und gleichzeitig Beine gestreckt hochheben, die Handflächen auf den Boden stützend. Sich langsam zurücklegen und entspannen.

11. Auf dem Rücken liegen, Hände an der Taille. Beine wechselweise üben. Heben Sie ein Bein ganz ausgestreckt hoch, heben Sie es noch höher und richten Sie sich gleichzeitig auf, ohne mit den Händen nachzuhelfen. Lassen Sie sich dann langsam zurücksinken, um zu entspannen, ehe Sie die Übung mit dem andern Bein wiederholen.

12. Auf dem Boden sitzen, beide Beine nach der linken Seite gebeugt, die Arme vor der Brust gefaltet. Beine ausstrecken nach vorne, zurückziehen auf die rechte Seite, dann wieder ausstrecken nach vorne, zurückziehen nach links. Im ganzen viermal. Sie dürfen dabei aber das Gleichgewicht nicht verlieren.

13. Mit nach vorne ausgestreckten Beinen auf dem Boden sitzen, Arme vor der Brust gefaltet. Beugen Sie den ganzen Körper nach links zum Boden, Körper steif halten, Rücken gebogen; dann richten Sie sich rasch wieder auf, beugen sich zur rechten Seite und richten sich neuerdings auf. Dies in einer fortlaufenden Bewegung insgesamt viermal ausführen. Sie müssen den Druck auf die Bauchmuskeln fühlen.

Stellungen zur Kräftigung der Bauchmuskeln: Kobra (S. 119), Heuschrecke (S. 119), Bogen (S. 119), Drehübung (S. 116), Pfeil und Bogen (S. 115), alle Drehübungen (S. 116f.), Pflug (S. 115f.), Beugeübung (S. 134), Quirlübung (S. 126).

Übungen, die eine schlanke Taille ergeben

1. Aufrecht stehen. Linker Arm hängt schlaff herunter. Beugen Sie sich leicht nach rechts und heben Sie den rechten Arm mit gebeugtem Ellbogen, Faust geballt, als müßten Sie ein schweres Gewicht hochheben. Bringen Sie die geballte Faust bis zur Achselhöhle und spannen Sie dabei die Taillenmuskeln an. Entspannen Sie und machen Sie die Übung mit dem linken Arm. Einige Male langsam wiederholen. Sie müssen einen Druck auf die Muskeln in der Taille fühlen. Wenn Sie den Arm heben, streifen Sie mit der Faust den Körper.

2. Linken Arm schlaff hängen lassen. Rechten Arm seitwärts heben, aber diesmal ganz ausgestreckt. Heben Sie ihn langsam, als müßten Sie ein schweres Gewicht hochheben. Auch diesmal müssen Sie einen Druck in der Taille fühlen. Arm senken und Übung mit dem linken Arm wiederholen.

3. Aufrecht stehen, Füße leicht getrennt, Arme vorgestreckt, Fäuste geballt. Arme nach außen stoßen, so als müßten Sie eine schwere Feder ausdehnen. Gleichzeitig drehen Sie den Körper nach rechts. Gehen Sie in die Ausgangsstellung zurück und wiederholen Sie die Übung; kehren Sie den Körper aber diesmal nach links. Die Übung in jeder Körperstellung dreimal wiederholen, in einer fortlaufenden Bewegung. Achten Sie darauf, daß Sie bei der Körperdrehung nur den Oberkörper, nicht die Hüften drehen. Die Drehung muß sich also auf die Taille beschränken.

4. Gleiche Stellung, Arme vorgestreckt. Diesmal lehnen Sie sich leicht nach hinten, wenn Sie die Arme seitwärts sto-

ßen. Sie müssen dabei die Spannung in der Taille und auf dem Magen spüren.

5. Ergreifen Sie mit vorgestreckten Armen eine nur gedachte schwere Stange, lehnen Sie den Oberkörper leicht zurück und heben Sie die imaginäre Stange hoch. Auch jetzt müssen Sie die Spannung auf Magen und Taille fühlen.

6. Mit beiden Beinen leicht gespreizt aufrecht stehen. Heben Sie die Arme hoch über den Kopf, Handflächen aneinandergelegt. Den Oberkörper geradehaltend, beugen Sie sich nach links, gehen wieder hoch und beugen sich nach rechts, dann wieder hoch. Arme seitlich gestreckt senken. Dreimal wiederholen. Achten Sie darauf, daß das Beugen nur aus der Taille heraus erfolgt; der Körper darf nicht nach vorne liegen.

7. In der gleichen Stellung drehen Sie den Oberkörper nur aus der Taille heraus erst nach links, dann nach rechts. Die Füße liegen flach auf dem Boden. Dreimal wiederholen.

8. Übung Nr. 12 von Seite 140.

Stellungen für die Taille-Übungen: Seitwärtsschwingen (S. 116), Drehen (S. 116), Kopf-zum-Knie-Stellung (S. 113), Dehnübung (S. 111 f.).

Übungen, die schlanke, straffe Hüften machen

1. Auf dem Rücken liegend Knie anziehen, Fußsohlen flach auf den Boden. Beine von einer Seite auf die andere bewegen; Oberkörper ganz ruhig halten. Diese Übung soll nach Bedarf ausgeführt werden; der Zweck liegt darin, an den Hüften und am Gesäß Fett abzubauen. Jede Frau muß für sich selber entscheiden, wo sie abnehmen will, und soll sich auf die entsprechenden Teile konzentrieren.

2. Mit ausgestreckten Beinen auf dem Rücken liegen, Arme

über dem Kopf zusammengehalten oder über der Brust gefaltet – jedenfalls sollen sie den Boden nicht berühren. Mit steifem Körper, Rücken leicht gebogen, so daß das ganze Gewicht auf den Hüften liegt, erst nach links und dann nach rechts rollen. Durch das Rollen werden die Hüften massiert.

3. Mit ausgestreckten Beinen auf dem Boden sitzen, Hände an der Hüfte. Beine und Hüften nach und nach vorwärts stoßen, als würden Sie auf den Hinterbacken gehen. Dann auf die gleiche Weise zurückstoßen.

4. Übung 12 von Seite 140.

5. Mit ausgestreckten Beinen sitzen, Arme über der Brust gekreuzt. Den steifen, ganz ausgestreckten Körper nach links beugen. Das ganze Gewicht muß auf der linken Hüftseite liegen, Rücken leicht gebogen. Sich ohne Hilfe der Hände aufrichten, nach rechts beugen und sich wieder aufrichten. Dreimal in fortlaufender Bewegung wiederholen. Das ist die gleiche Übung wie Nr. 13 von Seite 140. Diesmal muß man jedoch dafür sorgen, daß das ganze Gewicht auf den Hüften liegt.

6. Halb liegend zurückgelehnt, gestützt auf die Ellbogen. Rechtes Bein heben, Knie beugen und eine Kreisbewegung nach außen machen, Bein bis zu den Zehenspitzen ausgestreckt. Das Bein in die Ausgangsstellung zurücknehmen und das linke Bein beugen. Diese Übung dreimal je Seite wiederholen. Achten Sie dabei darauf, daß die Hüften gut mitschwingen.

Stellungen für die Hüften-Übungen: Verwindungsübung (S. 116), Seitwärtsschwingen (S. 116), Bogen (S. 119), Pfeil (S. 115), Pflug (S. 115 f.), Kopf-zum-Knie-Übung (S. 111 f.), und alle Übungen mit gekreuzten Beinen.

Zur Vervollkommnung und Festigung der Beine, Schenkel und Waden

1. Mit geschlossenen Füßen aufrecht stehen. Sich nun langsam auf die Zehenspitzen erheben. Nach einigen Sekunden wieder hinabgehen und entspannen. Dreimal wiederholen.

2. Mit geschlossenen Füßen aufrecht stehen. Sich auf die Zehenspitzen erheben, langsam in eine kauernde Stellung hinuntergehen, Knie gespreizt, Rücken gerade. Langsam in die Ausgangsstellung zurückgehen und entspannen. Dreimal wiederholen.

3. Aufrecht stehen, Füße beisammen. Bewegen Sie jetzt nur die Zehen, sie hebend und senkend. Die Fußsohlen bleiben flach auf dem Boden.

4. Mit gespreizten Beinen aufrecht stehen, Hände an den Hüften, Fußsohlen flach auf dem Boden. Drücken Sie die Knie zusammen, um sie dann wieder zu trennen. Diese Übung mehrmals wiederholen (festigt die Schenkel).

5. Füße gespreizt. Hände an den Hüften. Knie beugen und in Hockstellung gehen, sich erheben und wieder in Hockstellung gehen, stets in fortlaufender, leicht hüpfender Bewegung, mit den Füßen immer am Boden.

6. Füße gespreizt, Fersen flach auf dem Boden, Arme parallel vorgestreckt. Langsam in Hockstellung gehen, dabei darauf sehen, daß die Fersen auf dem Boden bleiben. Aufrichten und 4- bis 6mal wiederholen.

7. Füße beisammen, Hände an den Hüften. Rechtes Knie heben, bis der Schenkel mit dem Körper einen rechten Winkel bildet. Dann den Unterschenkel strecken und ihn vor und zurück bewegen; versuchen Sie bei jeder Bewegung, ihn etwas höher zu heben. Der Oberschenkel sollte während dieses Teils der Übung in der gleichen Haltung bleiben. Beine wechseln und wiederholen.

8. Mit geschlossenen Beinen aufrecht stehen. Heben Sie den rechten Fuß und machen Sie eine kreisförmige Bewegung zuerst nach rechts, dann nach links. Mit linkem Fuß wiederholen.

9. Gleiche Stellung, Fuß heben und auf- und abbewegen, Seitenwechsel und wiederholen.

Stellung für Waden- und Schenkel-Festigung: Bogen (S. 119), Heuschrecke (S. 119), Hohlkreuzübung (S. 123), Adlerstellung (S. 127).

Übungen für Arme, Bizeps und Trizeps

1. Aufrecht stehen. Arme an der Seite. Ellbogen biegen und beide Hände hoch und vorwärts bewegen, in einer Schaufelbewegung, die den Bizeps biegsam macht. Wenn die Hände in Höhe der Taille sind, drehen Sie das Handgelenk in einer kreisförmigen Bewegung nach unten, innen und außen und lassen dann den Arm wieder sinken. Viermal wiederholen.

2. Mit seitlich ausgestreckten Armen aufrecht stehen, Handflächen nach oben. Kehren Sie die Handflächen nach unten und gegen den Rücken, so daß der ganze Arm gedreht ist. Setzen Sie die Kehrbewegung fort, bis die Handflächen wieder oben sind. Dann wechseln Sie die Richtung und kehren in die Ausgangsstellung zurück. Viermal wiederholen.

Diese beiden Übungen verhüten dicke Oberarme.

Übungen für Schultern und Rücken

1. Beugen Sie die Ellbogen und heben Sie die Hände bis zur Schulterhöhe hoch, so daß sie beiderseits der Brust ein V bilden. Stoßen Sie die Arme seitlich auswärts, pressen Sie sie herunter, auswärts und aufwärts in einer wellenförmigen Bewegung wie beim Fliegen. Dadurch wird das Rückgrat zwischen den Schulterblättern abwechselnd gedrückt und entspannt.

2. Gleiche Stellung, aber die Arme jetzt aus der Schulter herausstoßen, nicht in der wellenförmigen Bewegung.

3. Arme seitwärts ausstrecken, über den Kopf heben und sie dabei straffen, dann wieder bis Schulterhöhe sinken lassen. Achten Sie darauf, daß die Handflächen während der Bewegung nach unten gerichtet sind.

4. Arme in Schulterhöhe seitlich ausstrecken. Beschreiben Sie damit kleine Kreise, zuerst vorwärts, dann rückwärts. Es ist wichtig, die Ellbogen nicht zu biegen. Wiederholen, bis eine leichte Ermüdung in den Schultern gefühlt wird.

5. Arme mit gebeugten Ellbogen und geballten Fäusten in Brusthöhe nahe zusammenheben. Bewegen Sie die Fäuste langsam auseinander, als ob Sie eine starke Sprungfeder ausziehen müßten, und stoßen Sie sie wieder zusammen. Sie fühlen dabei einen Druck auf das Rückgrat, der dafür sorgt, daß die Rückenmarkflüssigkeit die Wurzeln der Rückennerven kräftig umspült. Viermal wiederholen.

6. Arme gebeugt, Fingerspitzen an den Schultern. Bringen Sie die Ellbogen vor der Brust zusammen, dann wieder seitwärts, zusammen, seitwärts, im ganzen viermal wiederholen.

XII Gesichts-, Nacken- und Augenübungen

Das Gesicht besteht aus Muskeln, die genausogut betätigt werden müssen wie die Muskeln anderer Körperteile, wenn sie nicht verkümmern sollen. Daran denkt man heutzutage leider nur selten. Früher mußten die Menschen einen guten Teil ihrer Nahrung mit den Zähnen förmlich zerbeißen und jedenfalls gut kauen. Dabei wurden die Kiefer und die Gesichtsmuskeln stark angestrengt, und so wurde ihnen dauernd Blut zugeführt. Die Nahrung aber, die wir heute essen, ist fast durchweg so weich, daß es keiner Anstrengung bedarf, sie zu verzehren. Selbst das Kauen wird auf ein Mindestmaß beschränkt. Das ist nicht nur schädlich für Zähne und Zahnfleisch; dadurch werden auch die Gesichtsmuskeln schlaff und neigen zu Muskelschwund.

Abgesehen von entsprechender Diät, Ruhe und allgemeiner Belebung des Körpers, gibt es zwei verschiedene Möglichkeiten, Haut, Gewebe und Muskeln des Gesichts vorteilhaft zu beeinflussen: durch Gesichtsübungen und Ausführung von Stellungen, die dem Gesicht einen besonderen Blutzuschuß liefern. Beide Möglichkeiten sollten ausgenützt werden.

Gesichtsübungen: Sie sollten vor einem Spiegel gemacht werden, bis leichte Ermüdung eintritt. Aufbauende Geisteskraft muß dabei mitwirken.

1. Spannen Sie die Backenmuskeln, indem Sie mit zusammengepreßten Lippen die Backen aufblasen.

2. Öffnen und schließen Sie den Mund; die Lippen sollen dabei ein O bilden.

3. Bewegen Sie den Unterkiefer von rechts nach links und umgekehrt.

4. Bewegen Sie die Haut der Hirnschale vor- und rückwärts.

Die folgenden Übungen begünstigen die Durchblutung des Gesichts ebenfalls, nähren das Gesichtsgewebe, bewahren vor Runzeln und beseitigen sie.

5. Beugeübung. Wenn Lotus-Sitz nicht möglich, im Schneidersitz auszuführen (S. 99).

6. Variationen der Beugeübung (S. 134).

7. Greifübung (S. 130).

8. Dehnübungen. Jede Dehnübung nach vorne kann zur Begünstigung des Gesichts ausgeführt werden (S. 111 ff.).

Zum Abschluß der Übungen 5 bis 9 kann man vorteilhaft nach der Wiederaufrichtung des Körpers das Gesichts mit den Fingerspitzen leicht klopfen.

9. Auf dem Rücken liegen, Knie über den Körper gebeugt. Knie mit den Händen umfassen, einatmend Knie auf die Brust pressen. In dieser Stellung bleiben und dabei den Atem anhalten, bis Sie merken, daß das Blut ins Gesicht fließt. Dann atmen Sie aus und strecken die Beine wieder senkrecht zum Boden. (Die Übung ist auch gut bei Blähungen und zur Stärkung der Bauchmuskeln.)

Die Umkehrstellungen: Kopfstand (S. 108 f.), Kerze (S. 104 f.) und Halbkerze (S. 107) sowie die Hebeübungen: Vogel (S. 123) und Rabe (S. 124), begünstigen ebenfalls Blutzufluß ins Gesicht. Besonders gilt das für die Halbkerze.

Beachten Sie auch die Geistesübungen auf Seite 73 bis 80, die Ausgeglichenheit und inneren Frieden entwickeln, was sich dann im Gesichtsausdruck widerspiegelt.

Nackenübungen: Jede Übung viermal machen, nur Kopf und Nacken bewegen:

1. Heben und Senken des Kopfes.

2. Den Kopf vorschieben, dann von rechts nach links und umgekehrt von links nach rechts drehen.

3. Kopf auf linke, dann auf rechte Schulter senken.

4. Kopf heben und nach vorne fallenlassen.

5. Kinn vorstoßen und zurückziehen (gegen Bildung eines Doppelkinns).

6. Kopf im Halbkreis nach rechts drehen, auf die Brust fallenlassen, heben und im Halbkreis nach links drehen, wieder fallenlassen.

7. Drehen Sie den Kopf im Kreis von rechts nach links und dann umgekehrt.

Zum Abschluß Hände im Nacken verschränken, Kopf nach vorne unten drücken, mit dem Nacken Widerstand leisten. Anschließend massieren Sie Wangen, Stirn und das Genick durch Klopfen mit den Fingern.

Stellungen, die den Nacken vervollkommnen, sind Fisch (S. 121 f.), Kamel (S. 135), Kobra (S. 119 f.), Bogen (S. 119) und Kopfstand (S. 108 f.).

Augenübungen. Regelmäßig durchgeführte Augenübungen haben eine außerordentliche Bedeutung für die Heilung von Augenleiden und Sehstörungen, die durch Muskelschwäche entstanden sind. Frauen, die bemerken, daß ihre Sehkraft schwindet, sollten sich deshalb ernsthaft bemühen, den Zustand durch Augenübungen zu verbessern, ehe sie zum Optiker gehen, denn Brillen können nur ein Resultat zeitigen: immer schwächere und schwächere Augen. Es empfiehlt sich aber, den Augenarzt zu fragen, ob tatsächlich Muskelschwäche vorliegt. Bei andern Augenleiden helfen die Übungen nicht.

Nur die Augen bewegen, auf einen Punkt konzentriert:

1. Augen hoch, ab; hoch, ab; hoch, ab. Augen schließen.

2. Augen hoch, geradeaus, ab, geradeaus; hoch geradeaus, ab, geradeaus; hoch, geradeaus, ab, geradeaus. Augen schließen.

3. Augen nach links, nach rechts; nach links, nach rechts; nach links, nach rechts. Augen schließen.

4. Augen nach links, geradeaus, nach rechts, geradeaus; nach links, geradeaus, nach rechts, geradeaus; nach links, geradeaus, nach rechts, geradeaus. Augen schließen.

5. Augen nach oben rechts, dann nach unten links; nach oben rechts, nach unten links; nach oben rechts, nach unten links. Augen schließen.

6. Augen nach oben links, nach unten rechts; nach oben links, nach unten rechts, nach oben links, nach unten rechts. Augen schließen.

7. Augen langsam kreisen lassen, erst rechts herum dreimal, dann links herum dreimal.

8. Brennpunktwechsel. Sehen Sie erst auf die Nasenspitze, dann auf einen etwas entfernten Punkt; dreimal.

9. Brennpunktwechsel. Sehen Sie erst auf Ihre in Augenhöhe gehobenen Fingerspitzen, Abstand von den Augen etwa 30 cm, dann auf einen viel weiter entfernten Gegenstand; dreimal.

10. Sehen Sie fest auf einen Gegenstand in Augenhöhe, ohne zu blinzeln; aber nicht angestrengt darauf starren, sondern einfach hinsehen, so daß Sie den Gegenstand richtig und klar erblicken.

11. Augen massieren, indem Sie sie schließen und die Lider fest zusammenpressen. Dann öffnen Sie die Augen weit und blinzeln einige Male.

12. Schließen Sie die Augen mit den Handflächen, um jedes Licht auszuschalten.

I Yoga und natürliche Geburt

Schwangerschaft und Geburt sind keine Krankheiten; es sind natürliche Funktionen, die wie andere körperliche Tätigkeiten gewisse Ansprüche an den Körper stellen. Früher hat man eine schwangere Frau vor jeder Körpertätigkeit gewarnt. Heute empfiehlt man ihr ein Körpertraining, um sie so für den Schlußakt, der Kraft erfordert, vorzubereiten. Ein Kind auf die Welt zu bringen ist nämlich eine anstrengende Sache; es ist eine harte, körperliche Arbeit. Daraus ergibt sich von selbst, daß Frauen in guter körperlicher Verfassung eine Geburt besser durchstehen als solche mit schlaffen Muskeln und geringen Kräften.

In vielen Städten gibt es heute »Schulen« für schwangere Frauen, in denen sie Übungen lernen, die die Geburt erleichtern. Aber auch ohne den Besuch einer solchen Schule kann eine Frau, die während einiger Zeit Yoga betrieben hat, dieses Ereignis besser durchstehen, vorausgesetzt natürlich, daß keine körperlichen Schäden oder Anomalitäten vorliegen, die Komplikationen verursachen. Ihre Muskeln sind biegsam und unter Kontrolle, ihr ganzer Körper ist kräftig, ihre Gesundheit gut; sie weiß ihren Körper, ihre Nerven und ihren Geist zu entspannen; sie versteht die Atemkontrolle und wie verbrauchte Energie ersetzt wird. Sie begegnet der Geburt wie ein trainierter Athlet dem Wettkampf, ruhig und mit Vertrauen, weil sie weiß, daß alles zu ihren Gunsten steht. Und nach dem Ereignis wird sie ihre Kraft, ihre Figur und ihre Lebensfreude rasch wieder haben.

Angeführt von bahnbrechenden Geburtshelfern trainiert eine immer größer werdende Zahl von Frauen für eine sogenannte natürliche oder schmerzlose Geburt. Sie trainieren sich selbst durch Übungen, Tiefatmen und Entspannung, und helfen sich so auch, ihre Figur durch Nachgeburtsübungen zu erhalten. Frauen, die beides geübt haben, Yoga und natürliche Geburt, bemerken, daß eine Reihe von Übungen gleich sind, und das stimmt auch, denn einige Schwangerschaftsübungen sind tatsächlich identisch mit Yoga-Übungen. Natürlich gibt es für gewisse Zwecke Variationen; beispielsweise wird während der Entbindung Atmung durch den Mund empfohlen; aber im allgemeinen besteht eine große Ähnlichkeit.

Wenn Sie Yoga-Schülerin sind und sich auf die Geburt vorbereiten wollen, aber aus irgendeinem Grunde keine Spezialkurse besuchen können, können Sie, mit der Billigung Ihres Arztes, die gleichen Vorteile durch Konzentration auf gewisse Yoga-Stellungen und -Übungen erzielen. Natürlich erhalten Sie dadurch keine Instruktionen über das Geschehen selbst; aber Sie werden Nerven und Muskeln auf die gleiche Weise vorbereiten.

Nach dem dritten Monat der Schwangerschaft ist es empfehlenswert, die meisten der üblichen Übungen nicht mehr zu machen; es gibt jedoch Frauen, die bis zum 6. oder 7. Monat Umkehrstellungen, außer dem Kopfstand, üben, desgleichen Dehnübungen nach vorne. Aber in keinem Fall sollte das ohne Zustimmung des Arztes getan werden. Auch Übungen, die anstrengende Dehnungen nach oben bewirken, starke Bauchmuskelübungen und andere Übungen, die die Lage des Kindes beeinflussen könnten, müssen ausgeschaltet werden. Aus diesem Grunde ist vor allem der Kopfstand verboten.

Entspannen. Üben Sie die vollständige Entspannung (Savasana), wie auf Seite 90 f. beschrieben, und lernen Sie, bewußt Muskeln und Nerven gut entspannen. Beginnen Sie bei den Zehenspitzen, entspannen Sie alle Muskelgruppen, eingeschlossen Gesicht, Arme und Hände; ziehen Sie die Nervenkraft zurück, atmen Sie regelmäßig und tief, schicken Sie Ihre Gedanken fort und üben Sie eine völlige Loslösung.

Atmen. Machen Sie die Pranayamaübungen (S. 96 f.) regelmäßig morgens und abends, wenn möglich mit besonderer Beachtung derjenigen, die das Zurückhalten des Atems einschließen.

Stellungen mit gekreuzten Beinen. Alle diese Stellungen sind für schwangere Frauen sehr günstig. Wenn möglich, sollte der Lotus-Sitz eingenommen werden, sonst einer der andern: Halblotus, Sitz eines Eingeweihten, Freie Haltung. Die Stellung eines Helden kann ebenfalls gemacht werden. Diese Stellungen lockern die Hüften und dehnen die Muskeln des Beckenbodens.

Hockstellung. Versuchen Sie, mit leicht gespreizten Beinen, aber parallelen Füßen niederzukauern. Die Füße, auch die Fersen, müssen flach auf dem Boden bleiben. Das ist zunächst schwer, aber Sie können sich dadurch helfen, daß Sie die Arme vor sich ausstrecken, mit einer Hand das Gelenk der andern umfassend.

Muskelübungen. Üben Sie die Schließmuskelübung von Seite 134, entweder flach auf dem Boden liegend oder auf dem Boden sitzend.

Katzenstellung. Auf dem Boden knien, Hände mit gestreckten Armen vor sich auf dem Boden, Kopf zwischen den Armen hängend. Das Rückgrat nach oben durchdrücken, bis der Rücken hohl ist (Bild 13).

Ganz flach auf dem Rücken liegen, dann Rücken heben, während Schultern und Hüften auf dem Boden bleiben.

Auf dem Rücken liegen, Knie beugen, Füße flach auf dem Boden. Bewegen Sie die gebeugten Knie von einer Seite zur andern. So üben Sie die Muskeln der Taille.

Nachgeburtsübungen

Um Ihre Figur nach der Geburt wiederzuerlangen, führen Sie nach und nach alle vorstehenden Übungen aus, aber nur mit Einwilligung des Arztes, bis Sie wieder soweit sind, daß Sie die übliche Yoga-Schulung neuerdings aufnehmen können. Entspannen kann man sich auch auf dem Bauch liegend, wenn man noch im Bett ist. Ebenso können Rückenübungen im Bett mit folgenden Variationen ausgeführt werden:

1. Auf dem Rücken liegen, einatmen und Brust heben; ausatmen und entspannen.
2. Einatmen und Hüften heben; ausatmen und entspannen.
3. Einatmen und Kopf heben; ausatmen und entspannen.

Sie können so auch im Bett Fuß- und Knöchelübungen machen, Zehen strecken und entspannen, Füße auf und ab bebewegen und kreisen lassen.

Sobald Sie wieder aufstehen dürfen, besprechen Sie sich mit Ihrem Arzt. Ist er einverstanden, so versuchen Sie, die im XI. Kapitel beschriebenen Übungen zu machen, um die Festigkeit der Brüste, Ihre schlanke Taille und Ihren straffen Bauch wiederzuerlangen. Ergänzen Sie die Übungen mit folgenden:

1. Flach auf dem Rücken liegen. Einatmen und langsam beide Beine zu einem Winkel von 45 Grad heben. Ausatmen und Beine wieder strecken.

2. Hände unter dem Nacken, einatmen, Kopf und Schultern vom Boden abheben. Ausatmen und entspannen.

3. Flach auf dem Rücken liegen, Arme über dem Kopf ausgestreckt. Einatmen und Körper ausdehnen. Sie müssen dabei einen leichten Druck auf die Bauchmuskeln spüren. Ausatmen und entspannen, Arme nach vorne bringen und sich aufrichten. Dann flach hinlegen und wiederholen.

4. Sich auf die Unterarme stützen, einatmen, Knie zur Brust anziehen, Beine strecken, ausatmen und Beine zum Boden senken. Viermal wiederholen.

5. Flach auf dem Rücken liegen, Hände an der Taille. Einatmen, Kopf und Schultern heben, ebenso Beine auf gleiche Höhe, indem Sie die Bauchmuskeln einziehen. Ausatmen, Kopf und Beine langsam wieder herunter, flach liegen und entspannen.

6. Flach auf dem Rücken liegen, Knie auf dem Unterleib. Einatmen und Beine hochheben. Ausatmen und Beine wieder senken, Knie gebeugt auf den Unterleib legen. Entspannen.

7. Sich auf die Unterarme stützen, frei atmen, beide Beine gebeugt zur Brust heben, in einer Kreisbewegung nach rechts schwingen und ausstrecken, wenn sie sich dem Boden nähern, die Kreisbewegung fortsetzen, Beine nach links schwingen und Knie wieder anziehen. Zwei- oder dreimal wiederholen. Entspannen und Beine ausgestreckt flach auf den Boden legen. (Durch diese Übung werden die Bauchmuskeln gestärkt; zugleich wird die Taille schlanker und gefestigt.)

II Üben zu Hause

Immer wieder werden uns gewisse Fragen in bezug auf das Üben gestellt. Ob es nötig sei, jeden Tag zu üben und wie lange? Welche die wichtigsten Übungen sind und wie viele in der Folge gemacht werden sollen? Zu welcher Tageszeit man üben soll? Und so weiter.

Die erste Frage ist die einzige, auf die es nur eine Antwort gibt: Wenn Sie wirklich Fortschritte machen und den vollen Nutzen daraus ziehen wollen, müssen Sie jeden Tag üben, vorzugsweise immer um dieselbe Zeit, da dann der Körper, gewöhnt an regelmäßige Belebung und Auffrischung, am besten reagiert. Überlegen Sie, zu welcher Zeit Sie sich am besten einrichten, wann und wo Sie die Zeit am ehesten abzweigen können. Für berufstätige Frauen ist das oft schwer; man wird wohl eine gewisse Zeit von einer andern Tätigkeit abzwacken müssen. Wenn tägliches Üben nicht möglich ist, versuchen Sie, wenigstens ein paarmal in der Woche Yoga-Übungen zu machen.

Vielleicht können Sie sich besser einteilen, wenn Sie, statt einmal pro Tag eine ununterbrochene Folge zu üben, die Übungen aufteilen und zwei- bis dreimal eine Gruppe davon machen. Die ununterbrochene Folge ist an sich besser.

Eine Hausfrau beispielsweise, die Kinder hat, kann beim Aufstehen einige Atemübungen und, wenn Zeit bleibt, einige der langsamen Übungen für Brust und Taille machen. Bauchmuskelübungen können unter der Dusche ausgeführt werden. Wenn dann die Kinder in der Schule sind, das Baby schläft, das Frühstück verdaut ist und die meisten Hausgeschäfte verrichtet sind, kann sie sicher eine halbe Stunde kurz vor dem Mittagessen erübrigen, um weitere Übungen zu machen. Diese Zeit – um die Mittagsstunde – ist die beste für Frauen, die zu Hause sind, denn wenn sie das Üben auf später verschieben, müssen sie wieder warten, bis das Mittagessen verdaut ist; dann aber kommen möglicherweise die Kinder aus der Schule; und hernach muß das Abendessen zubereitet werden. Wenn der Entschluß gefaßt ist, eine halbe Stunde vor dem Mittagessen zu reservieren, und man nichts dazwischenkommen läßt, wird man daran gewöhnt, und der Körper stellt sich darauf ein.

Beginnen Sie immer mit ein paar Minuten Entspannung, um Körper und Geist auf das vorzubereiten, was kommt; dann machen Sie einige Auflockerungsübungen, um die Muskeln zu lösen; danach folgen einige Atemübungen, Umkehrstellungen, Nacken- und Augenübungen, Dehnübungen und schließlich nach einer weiteren Entspannung der Kopfstand, und wenn möglich andere Hebestellungen. Diese logische Reihenfolge entspricht auch der Praxis im Fernen Osten.

Denken Sie daran, daß immer durch die Nase geatmet werden muß, es sei denn, daß ausdrücklich Ausatmen durch den Mund gefordert wird.

Sorgen Sie sich nicht, wenn Sie anfänglich die Stellungen und Übungen nicht alle kennen. Machen Sie zunächst die, die Ihnen genau bekannt sind; die andern werden Ihnen mit der Zeit auch vertraut.

Yoga sollte nie mit vollem Magen ausgeübt werden. Nach einer schweren Mahlzeit sollte man drei Stunden warten. Bauchmuskelübungen sollten nur bei leerem Magen ausgeführt werden, jedoch nie während der Monatsblutungen oder der Schwangerschaft. Machen Sie in den Tagen der Menstruation überhaupt keine unbequemen oder anstrengenden Übungen. Konzentrieren Sie sich in dieser Zeit auf Atem- und Entspannungsübungen.

Im allgemeinen sollten nur jene Übungen gemacht werden, die Ihnen am besten zusagen, die anderen sollten Sie eher ausschalten. Konzentrieren Sie sich dafür um so mehr auf das, was Sie für nötig und richtig halten. Bei den körperformenden Übungen sollten Sie zunächst entscheiden, welche Körperteile eine Verbesserung am nötigsten haben; konzentrieren Sie sich auf diese; vernachlässigen Sie aber Ihre allgemeine Verfassung nicht und versuchen Sie, regelmäßig die dafür erforderlichen Übungen zu machen.

Die in diesem Buch enthaltenen Übungen bilden den Kern für Hatha-Yoga; wenn sie alle ausgeführt werden, wird der ganze Körper davon Nutzen haben.

Erinnern Sie sich, daß jede Übung verschiedene Körperteile beeinflußt; deshalb müssen Übungen sowohl nach rechts als nach links ausgeführt werden, um eine ungleichmäßige Entwicklung auszuschalten.

Wenn wirklich nur Zeit für eine Auswahl von Übungen bleibt, muß überlegt werden, wo man Verbesserungen benötigt. Sind z. B. die Nerven stark beansprucht oder gar gestört, wird man am besten Atem- und Entspannungsübungen machen. Ist die Schilddrüsentätigkeit mangelhaft, ist man zu dick, leidet man an Sexualschwäche, konzentriere man sich auf Kerze und andere Umkehrstellungen. Liegen keine besonderen Probleme vor und will man einfach eine allgemeine Auffrischung und Stärkung der Gesundheit erreichen, sollen einige Tiefatmungen, Bauchmuskelübungen, Entspannungsübungen und Umkehrstellungen angeschlossen werden.

Machen Sie die Übungen auf einer Matte, einer gefalteten Wolldecke oder etwas Ähnlichem. Üben Sie nicht in einem erregten Zustand und denken Sie immer daran, nach jeder Übung auszuruhen und sich zu entspannen. Nach dem Kopfstand oder einer andern Umkehrstellung sollten Sie immer ein bis zwei Minuten flach liegen, damit die Blutzirkulation wieder ihren normalen Lauf nehmen kann. Schalten Sie Telefon und Hausglocke aus, und lassen Sie Ihre Familie wissen, daß Sie während der Übungen nicht geringfügiger Sachen wegen gestört werden wollen. Diese kurze Zeit sollte täglich nur für Sie und Ihr Wohlbefinden reserviert sein.

Es gibt Schülerinnen, die sich die nötige Zeit nur verschaffen können, wenn sie am Morgen früh aufstehen. Für Atemübungen ist das die beste Zeit, denn die Yogis sagen, daß dann die Luft und die Sonnenstrahlen voll Prana sind; aber oft ist der Körper nach dem Nachtschlaf zu steif, so daß gewisse Übungen, die im Verlauf des Tages leicht gemacht werden können, nachdem sich die Muskeln durch die Bewegungen gelockert haben, nur schwer auszuführen sind. Die Stunden vor dem Nachtessen sind auch sehr günstig, passen aber Hausfrauen oft nicht, weil sie dann kochen müssen.

Lassen Sie sich nie überreden, Yoga-Übungen in Gesellschaft vorzuführen. Sobald Freunde hören, daß Sie Yoga betreiben, bitten sie oft, ihnen beispielsweise den Kopfstand zu zeigen. Tun Sie es nicht. Yoga ist kein Schauspiel und dient nicht zur Unterhaltung. Es könnte sogar gefährlich sein, solche Wünsche zu erfüllen, denn vielleicht haben Sie dann zuviel gegessen oder getrunken, was drastische Folgen haben könnte.

Wenn immer möglich, sollte Yoga von einem tüchtigen Lehrer unterrichtet werden. Aber wenn es für Sie unmöglich ist, persönliche Anweisungen zu erhalten, so daß Sie auf Grund eines Buches lernen, müssen Sie *sehr vorsichtig* sein, denn ein Mißverstehen oder die falsche Auslegung einer Instruktion könnte Ihnen schaden und sogar Nachteile hervorrufen. Auch müssen Sie immer daran denken, daß bei Yoga-Übungen nichts forciert werden darf. Wenn Sie eine Übung anfänglich nicht machen können, überfordern Sie sich nicht; warten Sie, bis Ihr Körper stärker ist und Ihre Muskeln gefügiger sind.

Versuchen Sie jede Übung, ganz gleich wie unbeholfen Sie sich anstellen und wie lange es geht, in der Idee, daß das Ergebnis jeden Tag etwas besser wird.

Bevor Sie mit Yoga beginnen, sollten Sie sich auch versichern – durch Konsultation eines Arztes –, daß Sie gesund sind und daß kein Grund vorliegt, gewisse Übungen zu verbieten. Hoher Blutdruck und Herzstörungen können durch Tiefatmung und Entspannung verbessert werden, doch darf man in solchen Fällen keine Risiken eingehen.

Üben Sie immer am selben Platz, wenn möglich in einem Raum, wo Sie sich wirklich entspannen können, ohne Sorge, daß jemand hereinkommen und Sie stören kann. Haben Sie einen abgeschlossenen Garten (oder gar ein Stückchen Strand an einem See oder am Meer), wo niemand Sie beobachtet oder stört, ist es empfehlenswert, im Freien zu üben, mit einem Mindestmaß an Kleidung. Doch wo immer Sie üben, denken Sie stets daran, daß das *Ihre* Zeit ist, die Zeit, die Sie sich widmen, zur Erhaltung von Gesundheit, Schönheit und Glück.

III Übersicht der Krankheiten, körperlichen und geistigen Schäden, die durch Yoga-Übungen gebessert werden

Altern, Aufschub	Kopfstand; Kerze; Halbkerze; Magenhub; Quirlstellung; Geistesübungen gemäß III. Kapitel, langsame Übungen gemäß XI. Kapitel
Asthma	Bauchatmung; Kopfstand; Fisch; Kerze; Heuschrecke; völlige Entspannung
Atemstörungen	Heuschrecke; Fisch; Atemübungen; vollständige Entspannung
Bauchmuskeln, schlaffe	Kerze; Halbkerze; Bogen; Magenhub; Quirlstellung; Pfeil und Bogen; Drehübung; Pflug; Lotus-Sitz; Kopf-zum-Knie-Übung; Übungen gemäß XI. Kapitel
Büste entwickeln und festigen, Schlaffheit korrigieren	Bogen; Kobra; Greifübung; langsame Übungen gemäß XI. Kapitel
Depression	Kopfstand; Kerze; Lotus-Sitz; Bogen; vollständige Entspanung; Kopf-zum-Knie-Übung; Geistesübungen gemäß VI. Kapitel
Eierstöcke, mangelhafte Funktion	Kerze; Fisch; Kobra; Heuschrecke; Halbkerze; Kopfstand; Rad; Quirlstellung; Kopf-zum-Knie-Übung
Energie	Kopfstand; Kerze; Bogen; Rad; Kopf-zum-Knie-Übung; Drehübung; Vogel; Rabe; Wiederbelebung (neu aufladen) gemäß III. Kapitel
Entspannen	vollständige Entspannung (Savasana): Atemübungen
Gebärmutter-Störungen einschließlich Katarrh	Kerze; Kopfstand; Heuschrecke
Gedächtnis, schlechtes	Kopfstand; Kerze; Lotus-Sitz; Bogen; vollständige Entspannung; Kopf-zum-Knie-Übung; Geistesübungen gemäß VI. Kapitel
Gleichgewicht, inneres	Baum; Adler; Lotus-Sitz
Hüfte, Fettabbau	Bogen; Drehübung; Pfeil und Bogen; Seitwärtsschwingen; Pflug; Kopf-zum-Knie-Übung; Übungen gemäß XI. Kapitel

Kinn, Doppelkinn verhüten	Fisch; Kamel; Übungen gemäß XII. Kapitel
Konzentration	Kopfstand
Kraft, innere	Sitzhaltung eines Helden; Geistesübungen gemäß III. und VI. Kapitel
Krampfadern	alle Umkehrstellungen, einschließlich Kopfstand
Menstruationsstörungen	Bogen; Kobra; Kerze; Fisch; Pflug; Heuschrecke; Kopf-zum-Knie-Übung; Kopfstand; Magenhub; Quirlstellung
Müdigkeit	vollständige Entspannung, Geistesübungen gemäß VI. Kapitel
Mut	Sitzhaltung eines Helden; Geistesübungen gemäß III. und VI. Kapitel
Nervenstörungen	Kerze; Lotus-Sitz; Bogen; vollständige Entspannung; Atemübungen; Geistesübungen gemäß VI. Kapitel
Pubertät, Störungen	Kerze; Fisch; Pflug; Kobra; Heuschrecke; Kopf-zum-Knie-Übung sitzend und stehend
Rückgrat-Steifheit	Drehübung; Bogen; Kopf-zum-Knie-Übung; Pfeil und Bogen; Kerze; Pflug; Kobra; Heuschrecke; Greifübung; Dehnübungen
Rückenschmerzen	Kobra; Fisch; Greifübung; Kreuzhohlstellung
Runzeln	Halbkerze; Kopfstand; Beugeübung; Greifübung; Variation der Beugeübung; Gesichtsübungen gemäß XII. Kapitel
Schenkel, Fettabbau und Festigung	Kreuzhohlstellung; Bogen; Heuschrecke; Übungen gemäß XI. Kapitel
Schilddrüse, ungenügende Tätigkeit	Kerze; Bogen; Pflug; Kobra; Heuschrecke; Kopf zum Knie-Übung
Schlaf	Dreieckstellung; Rollen; Pflug; Heuschrecke; Kopf-zum-Knie-Übung; vollständige Entspannung; Atemübungen
Selbstvertrauen	Drehübung; Kobra; Lotus-Sitz; Kopfstand
Sexualschwäche und Unfruchtbarkeit	Kerze; Halbkerze; Kopfstand; Bogen; Kopf-zum-Knie-Übung; Pflug; Fisch; Kreuzhohlstellung; Adler; Drehübung; Schließmuskelübung; Magenhub (siehe IV. Kapitel)

Taille, Fettabbau und Festigung	Seitwärtsschwingen; Drehübung; Dehnübungen; Übungen gemäß XI. Kapitel
Übergewicht	Rad; Kopf-zum-Knie-Übung; Kerze; Pflug; Bogen; Drehübung; Magenhub
Verdauungsstörungen und Blähungen	Magenhub; Quirlstellung; Lotus-Sitz; Kopfstand; Kerze; Halbkerze; Pflug; Drehübung; Kopf-zum-Knie-Übung; Kreuzhohlstellung; Heuschrecke; Kobra; Bogen; Rad; Pfeil und Bogen; Knie auf Magen pressen
Verstopfung	Heuschrecke; Kobra; Magenhub; Quirlstellung; Fisch; Lotus-Sitz; Kopfstand; Kerze; Halbkerze; Pfeil und Bogen; Drehübung; Beuge-Übung; Kreuzhohlstellung; Kopf-zum-Knie-Übung sitzend und stehend.
Vorstellung	Sitzhaltung eines Helden; Geistesübungen gemäß III. und VI. Kapitel
Wechseljahre, Störungen	Bogen; Kobra; Kerze; Fisch; Pflug; Heuschrecke; Kopfstand; Kopf-zum-Knie-Übung; Magenhub; Quirlstellung
Willenskraft	Sitzhaltung eines Helden; Geistesübungen gemäß III. und VI. Kapitel

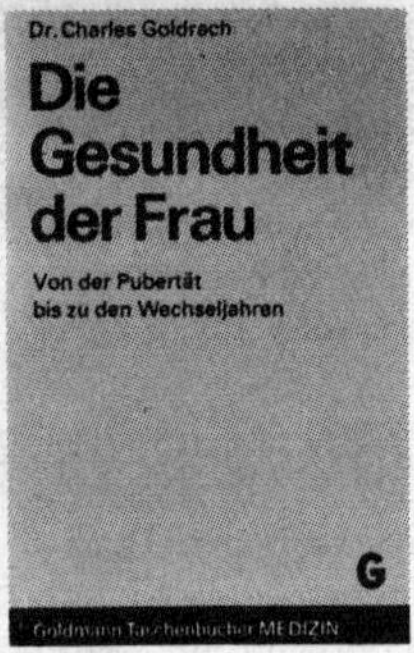

Die Gesundheit der Frau. Mit 3 Abbildungen. Von Dr. Charles Goldrach. Band 9002. DM 4.–

Hier werden alle von der Pubertät bis zu den Wechseljahren auftretenden Fragen und Probleme behandelt, die junge Mädchen ebenso wie ältere Frauen angehen: Zyklusunregelmäßigkeiten, Empfängnisverhütung, sexuelle Beziehungen, Frigidität, Schwangerschaft, Abtreibung, Sterilität, Störungen der endokrinen Drüsen, Geschwulstkrankheiten.

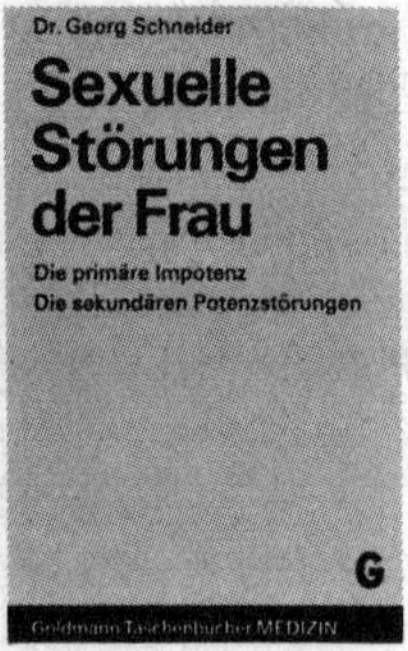

Sexuelle Störungen der Frau. Von Dr. Georg Schneider. Band 9005. DM 5.–

Der Autor gibt hier die in langjähriger Sanatoriumspraxis gewonnenen Erkenntnisse über die Potenzstörungen der Frau wieder. Anhand von einzelnen Falldarstellungen erläutert er Diagnose und Therapie und zeigt, daß bei seelisch bedingten Potenzstörungen auf psychotherapeutischem Weg Heilungsmöglichkeiten gegeben sind.

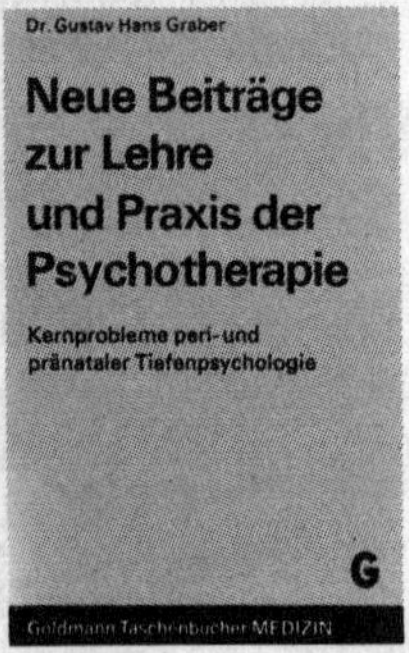

Neue Beiträge zur Lehre und Praxis der Psychotherapie. Von Dr. Gustav Hans Graber. Band 9007. DM 4.–

Viele seelischen Leiden können dadurch entstehen, daß die ursprüngliche Geborgenheit des vorgeburtlichen Seelenlebens durch psychische Erschütterungen der Mutter sowie durch das schmerzhafte Erlebnis der Geburt empfindlich gestört wird. Der Autor legt hier die neuesten Erkenntnisse über diese Zusammenhänge dar und zeigt Wege der Heilung mit Hilfe der Psychoanalyse.

WILHELM GOLDMANN VERLAG MÜNCHEN

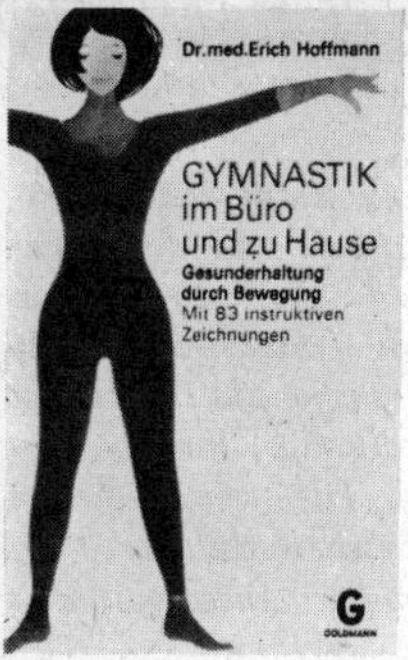

Gymnastik im Büro und zu Hause. Gesunderhaltung durch Bewegung. Von Dr. med. Erich Hoffmann. Band 2642. DM 3.–

Die gymnastischen Übungen dieses Buches sind mit Bedacht so ausgewählt, daß sie gerade jenen Schäden vorbeugen, denen alle ausgesetzt sind, die einen Gutteil ihres Lebens am Schreibtisch verbringen.

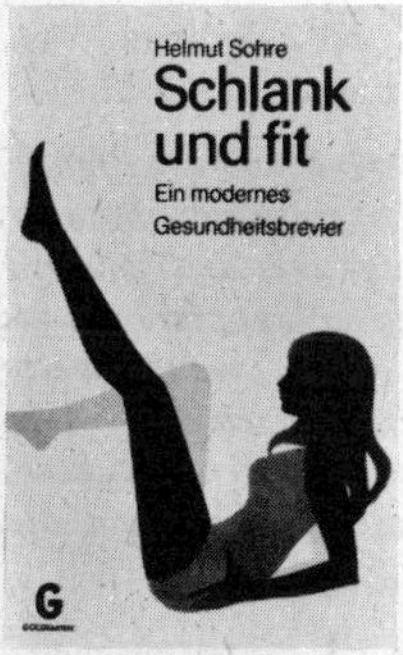

Schlank und fit. Ein modernes Gesundheitsbrevier, umrahmt von der amüsanten Geschichte eines Mannes, der sich entschlossen hat, sein Managerleben zu reformieren. Von Helmut Sohre. Band 2570. DM 3.–

Die sachlichen Abhandlungen und praktischen Ratschläge, aus denen der Leser Nutzen ziehen kann, werden durch die nette Geschichte vom Prokuristen Friedolin und dessen Frau Josephine aufgelockert, die plötzlich feststellen, wie die körperliche Leistungskraft abnimmt. Im Anhang sind praktische Diätvorschläge zum Schlankwerden enthalten.

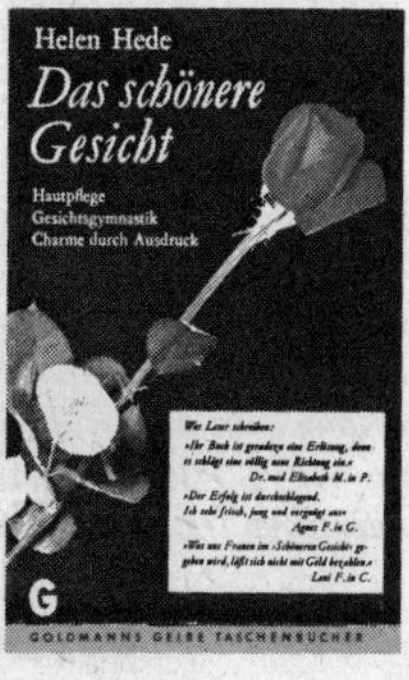

Helen Hede: Das schönere Gesicht. Hautpflege – Gesichtsgymnastik – Charme durch Ausdruck. Band 1713. DM 3.–

»... Aber was Sie den Frauen mit Ihrem Werk gaben, ist so viel, daß wir Ihnen nicht genug danken können ... Mein Gesicht hat heute mit 39 Jahren weniger Falten als mit 28 Jahren.« Frau H. B. in S.

WILHELM GOLDMANN VERLAG MÜNCHEN

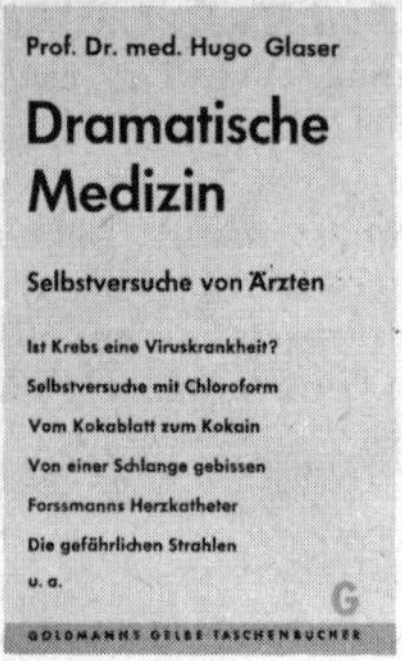

Dramatische Medizin. Selbstversuche von Ärzten. Von Prof. Dr. Hugo Glaser. Band 1791. DM 3.–

Die Geschichte der Medizin zählt viele Ärzte, die das Wohl der Menschheit und den Fortschritt ihrer Wissenschaft über ihr eigenes Leben stellten. Unter oft dramatischen Umständen nahmen sie Versuche an sich selbst vor; manche waren erfolgreich, manche mit Niederlagen verbunden. Die sensationellen Taten dieser mutigen Forscher schildert Prof. Dr. Glaser mit erregender Anschaulichkeit und wissenschaftlicher Genauigkeit.

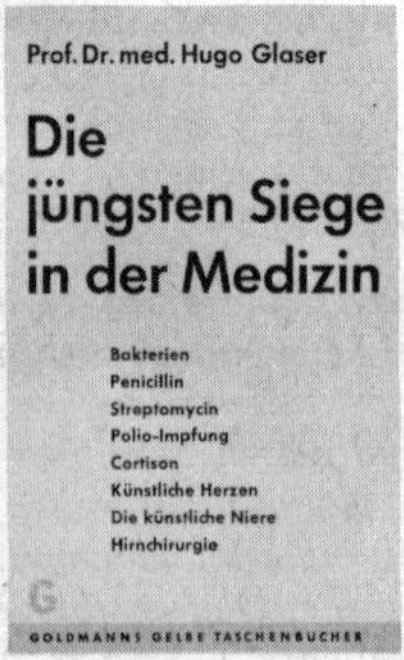

Die jüngsten Siege in der Medizin. Von Prof. Dr. Hugo Glaser. Band 1799. DM 3.–

Dies ist ein Bericht, spannend wie ein Roman und doch wissenschaftlich einwandfrei, über die mühevolle Erforschung, aber auch oft rein zufällige Entdeckung unschätzbarer Hilfsmittel in der Medizin seit dem Zweiten Weltkrieg: Penicillin, Cortison, Arterien aus Nylon, künstliche Nieren, die Herz-Lungen-Maschine, die Impfung gegen Kinderlähmung und die Hirnchirurgie.

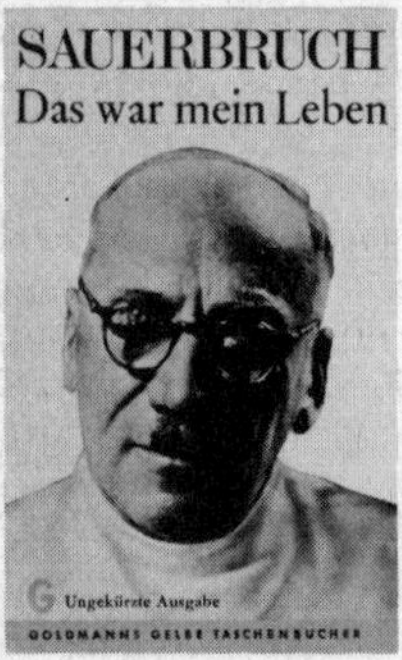

Ferdinand Sauerbruch: Das war mein Leben. Autobiographie. Band 1823/24. DM 5.–

Millionen von Menschen sahen die berühmte Verfilmung der Lebenserinnerung des großen Arztes Sauerbruch, der dieses ebenso berühmte Buch zugrunde liegt. Es schildert sein bewegtes Leben, seinen Kampf gegen Krankheit und Tod und ist darüber hinaus ein aufschlußreiches Zeitdokument und ein faszinierendes Porträt seiner alles beherrschenden Persönlichkeit.

WILHELM GOLDMANN VERLAG MÜNCHEN

Goldmann MEDIZIN

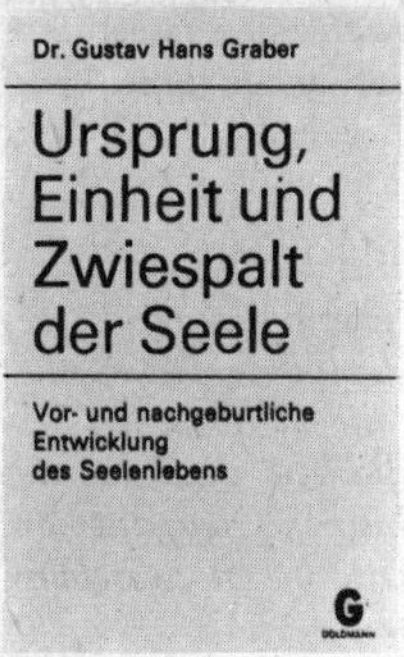

Ursprung, Einheit und Zwiespalt der Seele. Vor- und nachgeburtliche Entwicklung des Seelenlebens. Von Dr. Gustav Hans Graber. Band 2736. DM 3.–

Der erfahrene Schweizer Psychologe und Psychotherapeut vermittelt Einsicht in die vorgeburtliche Entwicklung und in die zwiespältige nachgeburtliche Strukturierung des Trieb- und Seelenlebens des Menschen. Dem Leser wird der Weg zur bewußten Selbstverwirklichung erschlossen.

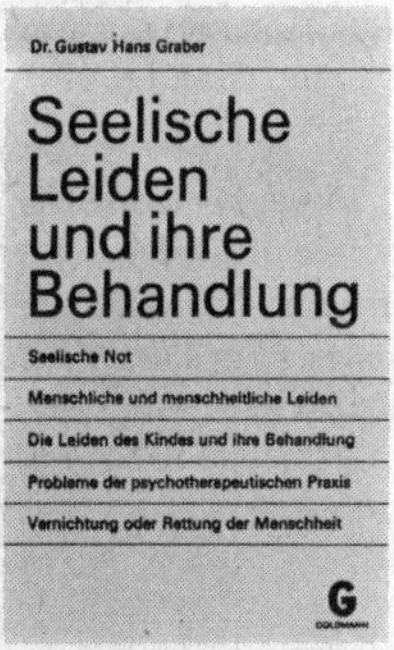

Seelische Leiden und ihre Behandlung. Erziehung – Soziale und politische Umwelt – Selbst- und Menschenkenntnis. Von Dr. Gustav Hans Graber. Band 2735. DM 3.–

Seelische Not – Menschliche und menschheitliche Leiden – Die Leiden des Kindes und ihre Behandlung – Probleme der psychotherapeutischen Praxis – Vernichtung oder Rettung der Menschheit – diese und andere Probleme behandelt Dr. Graber in dem vorliegenden Band.

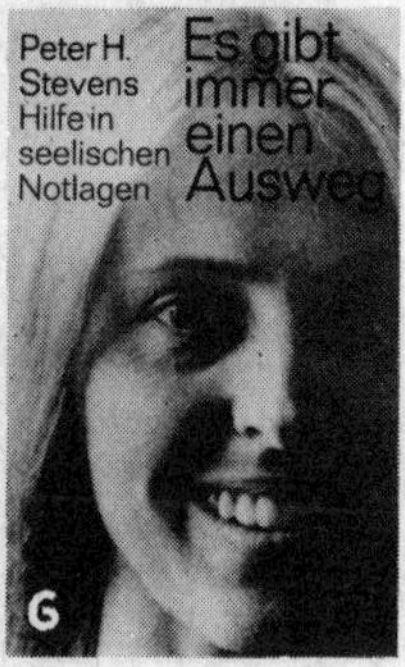

Es gibt immer einen Ausweg. Hilfe in seelischen Notlagen. Von Peter H. Stevens. Band 2784. DM 3.–

P. H. Stevens ist Psychotherapeut und Dozent an der New Yorker Universität. In seinem Buch gibt er einen Leitfaden zur Selbsthilfe in allen kritischen Lebenslagen. Er zeigt anschaulich, mit welchen Mitteln man die vielfältigen Konfliktsituationen des Lebens bewältigen kann.

WILHELM GOLDMANN VERLAG MÜNCHEN

Die GELBEN Goldmann

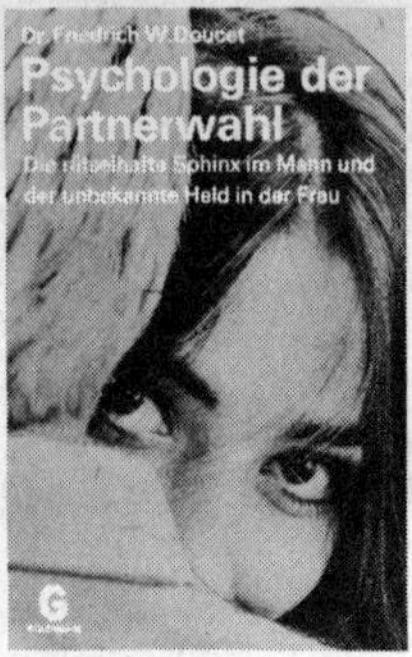

Psychologie der Partnerwahl. Die rätselhafte Sphinx im Mann und der unbekannte Held in der Frau. Von Dr. Friedrich W. Doucet. Band 2696. DM 3.–

Liebe auf den ersten Blick trügt nur zu oft und endet mit herber Enttäuschung. Dieses Buch erläutert die Psycho-Logik des Unbewußten und deckt somit die verborgenen Seiten der eigenen Persönlichkeit und der des Nächsten auf, die psychischen Mechanismen, die in jeder zwischenmenschlichen Beziehung von größter Bedeutung sind.

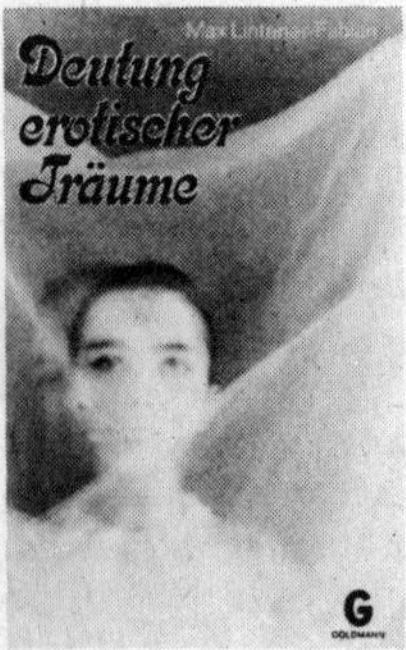

Deutung erotischer Träume. Intimes Traumbuch. Von Max Lintener-Fabian. Band K 2716. DM 2.–

Für die psychologische Analyse erotischer Träume wurden anschauliche Beispiele, fast »typische« Träume ausgewählt. Ein 200 Begriffe umfassendes Lexikon der Sexualsymbole in Träumen ermöglicht dem Leser die eigene psychologische Analyse. Allgemeinverständlich und leicht lesbar geschrieben.

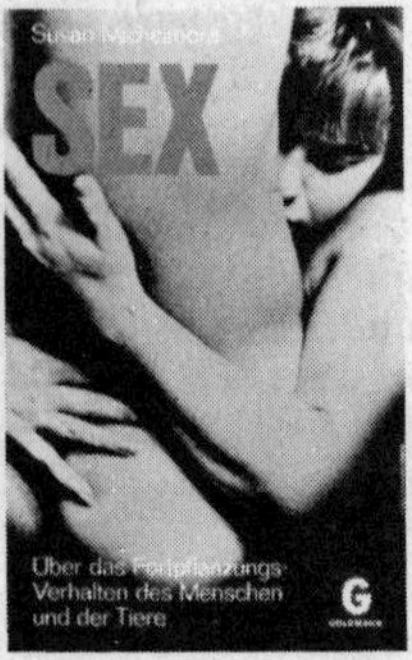

SEX. Über das Fortpflanzungsverhalten des Menschen und der Tiere. Von Susan Michelmore. Band G 2699. DM 4.–

Mit überlegener Sachkenntnis und wissenschaftlicher Gründlichkeit gibt die Autorin einen informativen Überblick über das tierische und menschliche Sexualverhalten und differenzierte biologische Zusammenhänge. Dem Laien wird hier leicht verständlich, ja fesselnd die unendliche Vielfalt rätselhaft erscheinender Formen des Lebens dargelegt.

WILHELM GOLDMANN VERLAG MÜNCHEN

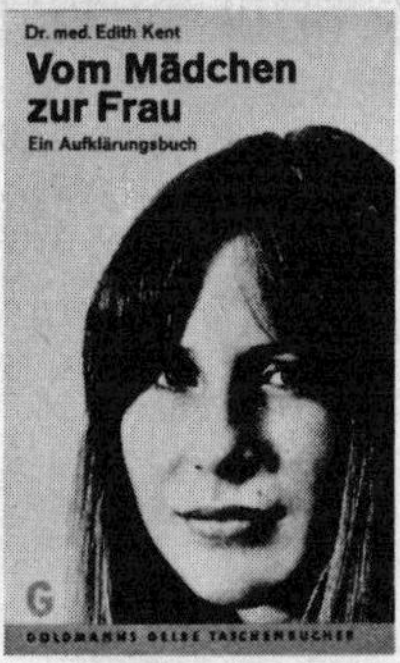

Vom Mädchen zur Frau. Ein Aufklärungsbuch. Von Dr. med. Edith Kent. Band 1840. DM 3.–

91 Prozent der Erwachsenen sind nach einer Umfrage des Wickert-Instituts (Tübingen) für eine zeitige Aufklärung der Jugend. Dieses Buch gibt den jungen Mädchen auf alle Fragen verständnisvoll und klar Antwort.

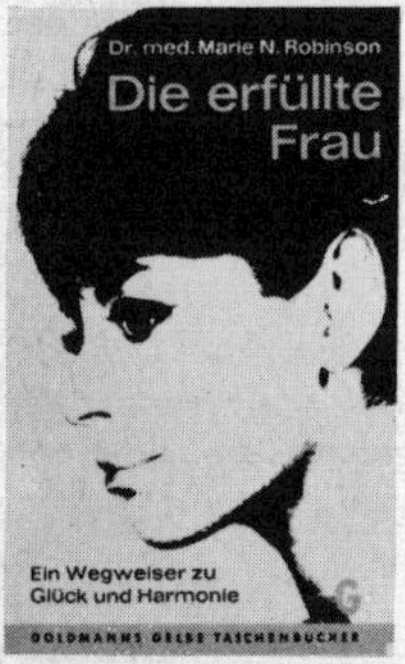

Die erfüllte Frau. Ein Wegweiser zu Glück und Harmonie in Liebe und Ehe. Von Dr. Marie N. Robinson. Band 1545. DM 3.–

Die amerikanische Ärztin und Psychotherapeutin spricht über die Bestimmung der Frau, über Hemmungen, Komplexe, Nervosität, über weibliche Gefühlskälte und ihre Heilung.

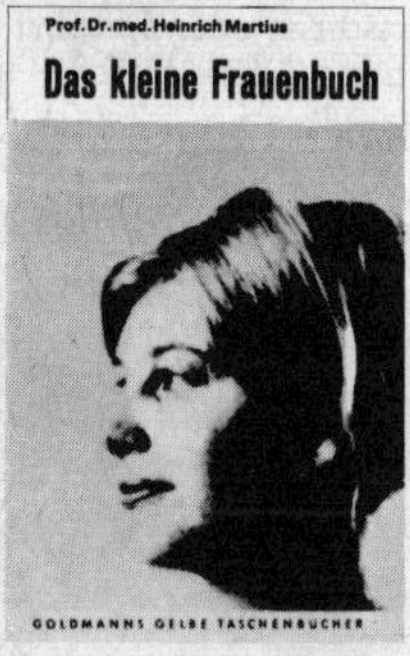

Das kleine Frauenbuch. Bau und Funktion des weiblichen Körpers – Die Mutterschaft – Die Wechseljahre. Von Prof. Dr. med. Heinrich Martius. Band 1586. DM 3.–

Der Autor, ehemaliger Direktor der Universitätsfrauenklinik in Göttingen, war einer der führenden deutschen Gynäkologen und wurde durch eine Reihe von Lehrbüchern der Geburtshilfe und Frauenheilkunde bekannt.

WILHELM GOLDMANN VERLAG MÜNCHEN

Verehrter Leser,

senden Sie bitte diese Karte ausgefüllt an den Verlag. Sie erhalten sofort kostenlos den illustrierten Gesamtkatalog zugestellt.

WILHELM GOLDMANN VERLAG 8 MÜNCHEN 80

Bitte hier abschneiden

Diese Karte entnahm ich dem Buch:

Kritik + Anregungen:

Ich wünsche die kostenlose und unverbindliche Zusendung des Verlagskataloges und laufende Unterrichtung über die Neuerscheinungen des Wilhelm Goldmann Verlages.

Name.

Beruf. Ort:

Straße.

Ich empfehle, den Katalog auch an die nachstehende Adresse zu senden:

Name:

Beruf: Ort.

Straße.

Aus dem WILHELM GOLDMANN VERLAG
8 München 80, Postfach 80 07 09 bestelle ich
durch die Buchhandlung

Anzahl	Titel bzw. Band-Nr.	Preis

Datum: Unterschrift:

2697 · 7011 · 3.000

Bitte mit Postkarten-Porto frankieren.

Wilhelm Goldmann Verlag

8000 MÜNCHEN 80

Postfach 80 07 09